スペシャリストの視点で斬る

糖尿病治療薬のエビデンス

Antidiabetic agent の Evidence

[著] 能登 洋 Hiroshi Noto

聖路加国際病院 内分泌代謝科、
東京科学大学 医学部

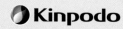

【序文】

　皆様，エビデンスに使われていませんか？エビデンスは，患者さんに最適な診療を提供するために医療者が使いこなすツールです．しかし，金銭的・学術的・政治的利益相反による「エビデンス商法」や「エビデンス・プライド」などの煽りを受けて，医療者がエビデンスに使われてしまっていることが少なくありません．EBM や統計学のピットフォールに陥ってエビデンスの使い方を間違えると，誠意に基づいた診療であっても情けが仇となってしまいます．エビデンスは結果を鵜呑みにするのではなく，その質と限界点も自分の目で確かめて鑑定することが重要です．

　このような現状をふまえ，私は医療従事者向けサイト『m3.com』に糖尿病診療の紹介目的を含めてエビデンスの正しい読み方・使い方を連載してきています．連載開始から6年以上経過し，この間に糖尿病の治療法やそのエビデンスが急増してきました．そこでこのたび，既掲載記事のアップデートと総括をし，糖尿病・代謝領域における EBM の正しい理解と実践に役立つように書籍化しました．連載記事と同様に，統計学的解説には難解な数式を使わず，比喩やことわざ・成句を多用してどなたにもわかりやすいように解説しています．

　本書の読者の方がご自身でエビデンスを適切に読んで使えるようになり，明日からの診療において EBM を有効に実践されることを祈念しております．

【補遺】

　この書籍は医療従事者向けサイト m3.com での連載「スペシャリストの視点—糖尿病・代謝」をまとめたものです（2018年3月5日から2024年5月20日まで掲載分）．https://www.m3.com/clinical/series/news/10816

　m3.com 連載の企画と単行本化への許諾をしてくださった m3.com の小島領平様，本著の編集を担当してくださった金芳堂の山下祐介様に深謝いたします．

　　　　　　　　　2024年11月1日
　　　　　　　　　聖路加国際病院　内分泌代謝科　部長
　　　　　　　　　東京科学大学（東京医科歯科大学）　医学部　臨床教授
　　　　　　　　　能登　洋

目　　次

総論 エビデンスを知る！ EBM と糖尿病診療の実際について理解する ……… 001

①EBM ………………………………………………………………… 002
1. EBM とは …………………………………………………………… 002
2. エビデンスの読み方・使い方 …………………………………… 007
3. EBM のワナ ………………………………………………………… 010
4. 診療ガイドラインの読み方・使い方 …………………………… 014

②糖尿病診療 ……………………………………………………………… 019
1. 糖尿病治療目標・方針 …………………………………………… 019
2. 糖尿病治療薬の特徴・使い方 …………………………………… 025

各論：エビデンスを斬る！
糖尿病診療を正しく導くエビデンスの批判的吟味とその活かし方 … 029

①糖尿病治療 ……………………………………………………………… 030
（1）統合的管理目標値 …………………………………………………… 030
1-1-1　朝三暮四に注意 ……………………………………………… 030
1-1-2　骨折り損のくたびれ儲け？ ………………………………… 036
（2）血糖管理 ……………………………………………………………… 042
1-2-1　継続は力なり？ ……………………………………………… 042
1-2-2　因果律？ ……………………………………………………… 048
1-2-3　十把一絡げ？ ………………………………………………… 054
1-2-4　理論 vs 現実 ………………………………………………… 059
1-2-5　新旧薬の相克？ ……………………………………………… 062
1-2-6　大山鳴動して鼠一匹 ………………………………………… 068
1-2-7　親の欲目に注意！ …………………………………………… 074
1-2-8　玉石混交 ……………………………………………………… 078
1-2-9　看板に偽りあり？ …………………………………………… 083
1-2-10　おとり商法に注意！ ……………………………………… 088
1-2-11　「ソフトな」エンドポイントの罠 ……………………… 094
1-2-12　追試結果はいかに？ ……………………………………… 099

1-2-13	エビデンスに使われないための護身術	105
1-2-14	一石二鳥のエビデンス？	110
1-2-15	過剰期待は禁物	116
1-2-16	"不純物"混入に注意	123
1-2-17	臨床試験は臨床「試合」!?	128
1-2-18	高齢者糖尿病でのトレードオフ？	134
1-2-19	新薬同士の相克？	140
1-2-20	あばたもえくぼ	145
1-2-21	後出しジャンケン！	151
1-2-22	ゆるゆるの判定基準	156
1-2-23	二次エンドポイントはオマケ	161
1-2-24	半信半疑	166
1-2-25	幻の製剤	173
1-2-26	ゴーストライター・パンデミック!?	176
1-2-27	似非エビデンスにご用心	182
1-2-28	過ぎたるは猶及ばざるが如し	188
1-2-29	バーチャル総対決!?	192
1-2-30	雨後の筍	197

（3）血圧管理 …… 201

1-3-1	自動血圧計のワナ	201
1-3-2	病は気から？	208
1-3-3	美辞麗句に注意！	214

（4）脂質管理 …… 220

1-4-1	大規模研究≒小規模効果	220
1-4-2	リアルワールドデータの限界	225
1-4-3	「残余リスク」に残された夢はあるか？	229

（5）尿酸管理 …… 235

| 1-5-1 | 犯人？傍観者？ | 235 |

②糖尿病併存症 …… 242

（1）がん …… 242

| 2-1-1 | 理論の限界？ | 242 |

2-1-2	過剰な期待に注意！	246
2-1-3	因果逆転？	250
（2）認知症		253
2-2-1	認知機能障害との格闘⁉	253
（3）骨折		258
2-3-1	たかが骨折，されど骨折？	258

出典一覧

この書籍は医療従事者向けサイト m3.com での連載「スペシャリストの視点―糖尿病・代謝」をまとめ，アップデートしてものです（2018年3月5日から2024年5月20日まで掲載分）.
〈https://www.m3.com/clinical/series/news/10816〉

総論

エビデンスを知る！

EBM と糖尿病診療の
実際について理解する

① EBM

1.EBMとは

EBM

　エビデンスとは人間を対象とした臨床研究による実証(報告)のことです.EBM(Evidence-Based Medicine：エビデンスに基づく医療)は個々の患者さんを診療するうえで生じた疑問を解決する際に,病態生理学や限られた経験則だけで対処するのではなく,**エビデンスを体系的に吟味し個々の患者さんの意向を考えに入れながら包括的に適用するアクション**です(図1).

理論・通念・常識の限界

　医療の現場で検査や治療の方針を決定する際の根拠は,教科書的病態生理学や個人の経験が主体であることが多いでしょう.いずれの場合も,たいていは間違った医療は行われません.ところで,医療(歯科分野も含む)はアートとサイエンスからなり,そして**臨床の中心はあくまで患者さん**です.この立場から

図1　EBM実践の4輪
EBMではエビデンスを金科玉条とするのではなく,図の4輪をバランスよく包括することが肝要である.

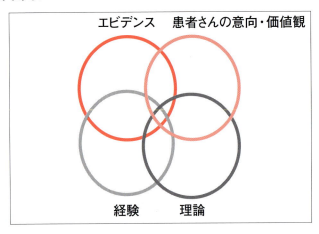

その判断根拠の置き方を振り返ると，必ずしも患者さんの臨床的便益を考えていなかったり，検査中心主義になってしまったり，診断・治療の臨床的有効性が実証されていなかったり，時には説明なしに危険な治療さえ行ったりしていることが問題点として認識されてきました．誠意による治療も結果として害を与えていることもあるのです．最新の治療や検査が予後改善の点で最善だとは限りません．

すなわち**臨床医学には不確かさが伴い，病態生理学にも限界**があります．また，医師個人の**知識・経験は限られていますし偏っています**．いみじくもヒポクラテスの言葉に「第一に，危害を与えるな」，「経験は欺く．故に判断は難しい」とあります．

エビデンスの活用

実際の臨床の現場で（特に患者さんの立場から）関心があるのは，アウトカムすなわち発症率，死亡率，有効性，安全性，quality of life（QOL）です．そこで，臨床では新たな問題を解決したり常に最適な治療を行ったりするためには現象面からのアプローチによるエビデンスも活用するのが合理的かつ安全です．EBM は，臨床問題解決に際して理論や経験則だけに頼るのではなく，**最適なエビデンスを客観的に吟味**し，それを臨床の場で**個々の患者さんに適用**するアクションです（**表1**）．

EBM 実践では，前述の4要素いずれが欠けても不十分です（**図1**）．臨床的技能や経験がなければ患者さんを無視した情報の押し付けになり，患者さんの価値観を考慮しなければ主治医の唯我独尊になり，最新のエビデンスなしでは有

表1 EBM のツボ

1　EBM は患者さんに始まり患者さんに帰着する．
2　エビデンスは最適な臨床問題解決のための道具であり，病態生理学や経験則も同時に活用する．
3　エビデンスは玉石混淆であり，盲信しないように注意する．
4　統計学的有意差があっても臨床的意義が大きいとは限らない．

害になりかねません．この総合的なアプローチによって，未知の臨床問題に出会っても，それぞれの症例で最善の検査・治療法を客観的に選択して患者さん中心の医療を実践・提供することを目指します．

EBM 実践での注意点（表1）

エビデンスはあくまでも臨床問題解決のための道具にすぎず，エビデンスだけで最適な医療を提供できるわけではありません．エビデンスを個々の患者さんへ適用する際は，対話を通じてヒューマン・ファクターを加算しなければなりません．診療の対象はデータ・検査値ではなく患者さんであり，統計学的に有意であっても臨床上意味があるとは限りません．エビデンスに基づく医療という呼称ではありますが，EBM は患者さんに始まり患者さんに帰着するのです．

有名ジャーナルに載ったエビデンスすべての信憑性が高いとは限らない（「光るものすべて金ならず」）ので，エビデンスの盲信は御法度です．自分で批判的吟味をしてその妥当性を評価し，信頼性を判断しなければなりません（総論1〜2参照）．

エビデンスに基づいた診療ガイドラインも充実してきていますが，それを金科玉条として金太郎飴のようにどの患者さんにも一律に適用するのではなく，個別化医療を図ることを忘れてはなりません．数量的データは患者さんの価値観や QOL など臨床的枠組みの中ではじめて意味を持つので，エビデンスの結果をどう正しく総合的に解釈し実践するかが EBM の根幹です（総論1〜4参照）．

［推薦図書］

能登 洋著．スッキリわかる！臨床統計はじめの一歩 改訂版：羊土社；2018．
→実地臨床での統計学の使い方を，難解な数式を使わずに言葉でわかりやすく解説した実用書です．エビデンスの正しい読み方・使い方も詳説してあります．

1. EBMとは

「准」エビデンス（「エビデンスもどき」）

　近年，学術情報の迅速な流布のためにプレプリント（査読前論文）の公開が急増しています．臨床医学分野のインターネットデータサーバとしては2019年に設立された非商業的なmedRxiv[1]があり，まだ査読を受けていない予備的論文が無料で公開されています．プレプリントのシステムは諸刃の剣であり，下記の長所が同時に短所にもなり得ます．事前発表内容は査読後の正式論文発表内容と概ね合致しています[2]が，現時点では，医学界の最新の動向把握や研究課題探索の目的に利用する程度にしましょう．過信すると「生兵法は大怪我のもと」となってしまいます．

長所

- 多分野にわたり研究結果を迅速に流布することができる．
- 査読前の事前チェックプロセスを通じて，論文化プロセスの透明化と質の向上が促進される．
- 幅広く意見やコメントを得ることができる．
- 研究結果をいち早く発表することで，研究者にとっては先主権を担保できる．

短所

- 予備的研究結果の公開は誤った内容やその解釈を広める可能性がある．
- 査読後論文化されたか不明なことがある．
- 査読後論文化された際に，どう内容変更されたのか分かりにくい．
- 掲載された論文を横取りして査読誌に投稿されてしまうリスクがある．

① EBM

「似非」エビデンス

　学会発表やプレスリリース（ニュースリリース）は**査読を通して論文発表されるまでは予備的なものと一般に位置づけられ，エビデンスとは呼びません**．論文発表前後のデータが一致しないことも多々あります．過大視しないようにしましょう．

※参考文献
1. medRxiv（注："x"はギリシャ文字の"χ"で，med-archiveを意味する）．https://www.medrxiv.org/.（2024年4月10日アクセス確認）
2. Janda G, et al. Comparison of Clinical Study Results Reported in medRxiv Preprints vs Peer-reviewed Journal Articles. JAMA Netw Open 2022;5:e2245847.

EBM

2. エビデンスの読み方・使い方

EBM の実践法

　EBM は批判的吟味の5ステップを順に踏んで実践します（**表1**）．まずは論文冒頭部の研究背景・研究方法・結果・解釈（結論）から構成される要旨（abstract）を熟読しましょう．批判的吟味というのはあら捜しをしたり非難したりすることではありません．**客観的に解釈する**ことです．

　この1ページだけで批判的吟味の大半が可能です．

Step1　クリニカルクエスチョンの定式化

　まず目の前の患者さんからクリニカルクエスチョンを抽出します．この際，PICO という4要素で定式化します．P は Patient（患者・対象者），I は Intervention（介入・治療）または If（条件），C は Comparison または Control（比較対照），O は Outcome（アウトカム）の頭文字です．このステップにより**エビデンスの選択や評価が的確になります**．特に，アウトカムは検査値ではなく**臨床転帰**であるかを確認しましょう．

Step2　妥当性のチェック（研究の質の評価）

　エビデンスの妥当性（質・レベル）を鑑識します（**図1**）．**バイアスが大きいほど質・レベルが下がり，読む価値が低下します**．一般に RCT が最もバイアス

表1 批判的吟味手順

Step1	クリニカルクエスチョンの定式化
Step2	妥当性のチェック（研究の質の評価）
Step3	信頼性のチェック（結果の確実性・再現性の評価）
Step4	臨床的意義の評価

① EBM

図1　エビデンスレベル

一般に，バイアスが小さいエビデンスほど高レベルに位置づけられるが，最終的には**自分の目で鑑定することが大切**である．

高　　ランダム化比較試験（RCT）およびそのメタアナリシス

　　　コホート研究

　　　症例-対照研究

　　　症例報告

低　　専門医の私信（「私はこう治療している」）

が小さく妥当性が高いレベルに位置づけられていますが，**バイアスが残存していることもある**ので懐疑主義を貫いて**自分の目で客観的に吟味をする**ことが重要です．「光るものすべて金ならず」というように，研究デザイン名に騙されてはいけません．バイアスが大きければその分割り引いて解釈することが必要になります．また，適切なRCTがない場合には他のレベルのエビデンスや観察研究を活用します．そもそも，適切なエビデンスがなければ理論や医療者の経験則を重視することは論を俟ちません．

Step3 ｜ 信頼性のチェック（結果の確実性・再現性の評価）

効果の有無は，**相対**リスク（アウトカム発生率の**比**）と絶対リスク差（アウトカム発生率の**差**）で判定します．検査値や画像所見などの**代用エンドポイントは臨床アウトカムと必ずしも連動しない**ことに注意しましょう．

医療のデータは偶然性の影響による誤差を免れませんが，検定を行うことで，偶然性（ぶれ）の大きさをp値や信頼区間として評価することができます．「有意差がある」とは結果が**確実（再現性が高い）**ことであり，**臨床的インパクトが大きいとは限らない**ことに注意しましょう．

Step4 ｜ 臨床的意義の評価

患者さんの病態など臨床的特徴や意向も加味してエビデンスの**適合性**も同時

に考慮します．EBM 実践の現場においては**個々の患者さんと対話を通して協働判断をする**ことが肝要です．

① EBM

3. EBM のワナ

情報操作

古今東西，情報操作（spin）するテクニックは下記のごとく多種多様です[1]．**EBM 商法**に釣られないように注意しましょう．

ポイント還元誇大表示

わずかな臨床効果（ポイント還元数）を大きな低下比率（ポイント還元率）で誤認させる方法です．治療効果はリスクの比較で評価しますが，指標として**相**対リスク（リスク**比**，オッズ**比**，ハザード**比**など）と**絶対**リスク差の二通りがあります．日常品販売でたとえれば，**相対**リスク低下（1-相対リスク）が値引き**率**，絶対リスク**差**が値引き**額**です．同じ相対リスク低下（値引き率）であっても，絶対リスク差（値引き額）は対照群のイベント発症率（定価）によって変わります（図1）（推薦図書参照）．多くの医学論文のabstract部では，効果を大きく見せるために相対リスク（または相対リスク低下）のみを表記しているので，絶対リスク差やNNTも自分の目で確認しましょう[2]．一般的には，**絶対リスク差やNNTのほうが臨床上実用性が高く，客観的**です[3]．

針小棒大

微々たる臨床的インパクトを誇大宣伝することです．「大規模スタディ」や「統計学的有意差を認めた」というフレーズを強調したり，グラフの一部を切り取って拡大して錯覚させたりします．「大規模スタディ≒小規模効果」の公式，「統計学的に有意差を認めても，P値がどんなに小さくても臨床的インパクトとは無関係である」こと，**グラフは縦軸の目盛りにも着目**することを肝に銘じましょう．

十把一絡げ

複合エンドポイントで有意差を認めた場合に，その構成アウトカムすべてに

3. EBMのワナ

図1 値引き「率」と値引き「額」の錯覚

同じ相対リスク低下度（値引き「率」）であっても，対照群の発症率（「定価」）によって絶対リスク差（値引き「額」）とNNTは大きく異なる．図の2組はいずれも相対リスク低下は29%だが絶対リスク差は10倍異なる．

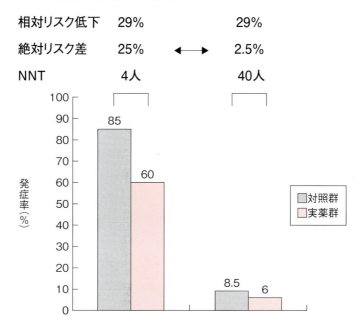

（能登 洋．スッキリわかる！臨床統計はじめの一歩 改訂版：羊土社；2018．p96図1より作成）

有意差があったと思わせる「おとり商法（bait and switch）」です．各アウトカムの結果検証や，他のエビデンスとの比較が重要です．また，複合エンドポイントの中に関連性の乏しいエンドポイントも含めてイベント数を「水増し」しているようなこともあるので，気を付けましょう．

あばたもえくぼ・坊主憎けりゃ袈裟まで憎い

担当医によって判定が異なる，いわゆる「ソフトなエンドポイント」を採用することで情報バイアスが生じ，担当医は結果を主観的に解釈しがちになります．SGLT2阻害薬のエビデンスで評価されることの多い「心不全による入院」が好例です．「日本発のエビデンス」で多い二重盲検化されていない介入研究

011

（PROBE 法）では，**割り付けが明らかになっているのでデータ操作**が可能になります[4]．実際，そのようなスキャンダルの結果，撤回された論文が複数あったことは記憶に新しいでしょう．

羊頭狗肉

RCT やメタアナリシスというラベルで目をくらませることです．RCT のメタアナリシスは一般にエビデンスレベルが最高とみなされていますが，鵜呑みにしてはいけません．RCT であっても自分の目でその鑑識をしなければなりません．また，「石」レベルのエビデンスが混入している玉石混交のメタアナリシスは，それ自体も「石」レベルに凋落します．なお，「リアルワールドデータ」は，外的妥当性（一般性・普遍性）は高いかもしれませんが，調整しきれない**交絡因子**（confounding by treatment indication, channeling bias）が残存する[5]ので過信は禁物です．

朝三暮四

一次エンドポイント（主要評価項目）で有意差を認めなかった場合（いわゆる「ネガティブスタディ」）に，有意差のあった二次エンドポイント（副次評価項目）を前面に出したり，強調したりして効果があったように見せることです．一次エンドポイントは仮説を**検証**するものであり，二次エンドポイントは基本的に仮説を**提唱するオマケ**です．なお，後付け解析・事後解析（post-hoc analysis）は情報バイアスや出版バイアスが非常に大きいため，仮説の**探求**レベルのものです．なお，最近では，事前に設定された階層的検定などにより二次エンドポイントで仮説を検証することも増えてきました（各論1-2-5コラム参照）．論文の統計解析欄も精読しましょう．

我田引水

研究計画書（プロトコル）は，研究の妥当性を高めて維持していくうえで必須のロードマップです．予期せぬ有害事象や副作用が明るみに出たり，標準診療法が変わったりして検査や治療の変更を余儀なくされた場合などを除けば，研究開始後にエンドポイントを改変することは基本的に御法度です．しかもエンドポイント改変が，**恣意的に**イベント数を「水増し」するための策となっている

3. EBM のワナ

可能性も十分にあります.

美辞麗句

メディカルライターにより作成された文章は明解ですが, 秘められた**金銭的COI**(利益相反)に気を付けて解釈する必要があります. メディカルライターの関与は代用エンドポイントの研究に起用されることが多い事実が示唆されています[6]. 代用エンドポイントは**臨床的アウトカムに直結するとは限りません**(推薦図書参照). 美辞麗句で描出された**代用**エンドポイントに振り回されないように留意しましょう.

なお, 科学出版業界は ChatGPT などの AI ライターを著者とすることを禁じる方針を2023年に打ち出しています.

[推薦図書]

能登 洋著. スッキリわかる!臨床統計はじめの一歩 改訂版:羊土社;2018.

※参考文献

1. 能登洋. 最新 糖尿病診療のエビデンス 改訂版:日経 BP;2019.
2. Schulz KF, et al. CONSORT 2010 statement: updated guidelines for reporting parallel group randomised trials. BMJ 2010;340:c332.
3. Elliott MH, et al. Characteristics and Reporting of Number Needed to Treat, Number Needed to Harm, and Absolute Risk Reduction in Controlled Clinical Trials, 2001-2019. JAMA Intern Med 2021;181:282-284.
4. 山崎力. 医学統計ライブスタイル:SCICUS:2008.
5. Palmer SC, et al. Sodium-glucose cotransporter protein-2 (SGLT-2) inhibitors and glucagon-like peptide-1 (GLP-1) receptor agonists for type 2 diabetes: systematic review and network meta-analysis of randomised controlled trials. BMJ 2021;372:m4573.
6. Buck E, et al. Frequency and Characteristics of Trials Using Medical Writer Support in High-Impact Oncology Journals. JAMA Netw Open 2023;6:e2254405.

4. 診療ガイドラインの読み方・使い方

診療ガイドライン

　診療ガイドラインは，実地におけるクリニカルクエスチョンを解決し臨床家と患者さんの意思決定を支援するために系統的な手法により作成された推奨集です．クリニカルクエスチョンに基づいてシステマティックレビューやメタアナリシスを行い，そのレベル付けされたエビデンス総体に基づいて推奨度（グレード）を付記したフォーマットが主流です．該当するエビデンスがない場合や，あってもその質や適用性が低い場合は専門家のコンセンサスに基づいて推奨が作られることもあります．

診療ガイドラインの強制力

　診療ガイドラインはあくまでも最低限の安全性と有効性を維持するために患者さんと医療者を支援する目的で作成されており，それぞれの症例で推奨内容を取捨選択することが大切です．さらに患者さんの意向や価値観も加味して方針を決定することが重要です．

診療ガイドラインのピットフォール

　診療ガイドラインを利用する際には，まず診療ガイドラインの作成手順を客観的に吟味することが重要です．学会作成だからといって推奨を鵜呑みにするのは危険です．一般に，GRADE[1,2]に沿って推奨を作成することが求められています．

　そのうえで，推奨内容の判断根拠としている個々のエビデンスの妥当性と信頼性にも着目します．吟味せずにエビデンスを寄せ集めているだけの空念仏が少なくないので，エビデンスに基づいているからといって過信するのは危険です．

診療ガイドラインの検証

　表1の手順で批判的吟味をします．最終的には，現場の事情を踏まえたうえ

4. 診療ガイドラインの読み方・使い方

表1 診療ガイドラインの批判的吟味手順

[Step 1] 妥当性・信頼性のチェック

- 論点を明確にしてから PICO 形式*のクリニカルクエスチョンを作成し，システマティックレビューをしているか？
- 各推奨について，根拠となるエビデンスの水準が明記され引用文献も記載されているか？
- バイアスリスクは低いか？
- エビデンス総体の信頼性が高い（誤差が小さく精確）か？
- 各結果がほぼ一致（不均一性が低い・異質性が低い）しているか？
- 複数の論文で再現性が認められているか？
- 各推奨には推奨度が付記されているか？
- 出版バイアスは疑われないか？

[Step 2] 適用性の評価

- 患者さんへの適用性はどうか？
  エビデンスの対象集団と実際の患者さんの属性のマッチングを確認し，クリニカルクエスチョンに直接答えているか，集団の中でのデータがどの程度適用できるかを検証する．
- 患者さんの意向はどうか？　診療ガイドラインの押し付けは患者さん本位の個別化医療にそぐわない．
- 診療ガイドラインに従うことによってかえって労力や資源が浪費されないか？

*P（患者）／I（介入・条件）／C（比較対象）／O（アウトカム）の4要素からなり，クリニカルクエスチョンが明確になるだけでなく検索効率化にも役立つ．

で患者さんの意向や特性も加味し，協働判断をします．　グローバルに考えて，個別に行動しましょう．

診療ガイドラインと診療マニュアル

一般に診療ガイドラインは指針概説，診療マニュアルは現場に即した指示と

① EBM

いう位置づけになっています．この両者をうまく使い分け，患者の意向をうまく織り込んでいく際に臨床能力が問われます．

　診療ガイドラインや診療マニュアルは，アウトカムや診療の質を改善するエビデンスに基づいた推奨内容であったとしても，実臨床で本当に役立つかは未知数です．日本ではエビデンスに基づいた診療ガイドラインや診療マニュアルは多数発行されていますが，その有効性が検証されたものはあまりありません．診療の最適化と病診連携の観点から制作された『糖尿病標準診療マニュアル（一般診療所・クリニック向け）』[3] は，その利用励行により地域のかかりつけ医による糖尿病診療の質（Quality Indicator［QI］）が改善することが RCT によって日本で初めて示されました[4]．このマニュアルは『糖尿病診療ガイドライン』（日本糖尿病学会）などとの併用を推奨するものであり，それらへの橋渡しとなることを目的としています．第1版は2010年に国立国際医療研究センターにより作成され，2017年からは日本糖尿病・生活習慣病ヒューマンデータ学会がその編集を担当し毎年4月に改訂されて無料公開されています．

　なお，日本糖尿病学会は『2型糖尿病の薬物療法のアルゴリズム』[5] をコンセンサスステートメントとして発表しています．これはエキスパートオピニオン・ナラティブレビューに基づいて作成されており，システマティックレビューを基に同学会別委員会が作成している『糖尿病診療ガイドライン2024』[6] とは目的・作成法・作成者が異なります．毎年1月に改訂される米国糖尿病学会の『Standards of Medical Care in Diabetes』[7] は，ガイドラインというタイトルではありませんが，事実上，診療ガイドラインとしてみなされています．

Minds／AGREE II

○Minds

　Minds（Medical Information Network Distribution System：EBM普及推進事業）は質の高い診療実現を目指してEBM関連の情報提供をしている厚生労働省委託事業です（https://minds.jcqhc.or.jp/minds/about-minds/）．多くの診療ガイドラインの紹介と診療ガイドライン作成マニュアルの提示などをしています．

4. 診療ガイドラインの読み方・使い方

○AGREE II

AGREE II（The Appraisal of Guidelines for Research & Evaluation II）[8,9]はガイドラインの作成過程における方略が妥当で適正かどうかを評価するツール法で，6領域23項目と全体評価2項目，合計25項目から成り立っています（表2）．

日本の診療ガイドラインでまだまだ不十分な項目は**金銭的・学術的利益相反（COI）への対応法（該当者には投票権を与えないなど）**[10]，医療費・医療経済の考慮，診療ガイドライン作成への患者さんの参画などです．

なお，最近の日本の診療ガイドラインで AGREE II 高得点なのは『膵癌診療ガイドライン』[11]です．

表2　AGREE II の構成

- 領域1．対象と目的
- 領域2．利害関係者の参加
- 領域3．作成の厳密さ
- 領域4．提示の明確さ
- 領域5．適用可能性
- 領域6．編集の独立性

（AGREE II（The Appraisal of Guidelines for Research & Evaluation II）. https://www.agreetrust.org/wp-content/uploads/2017/12/AGREE-II-Users-Manual-and-23-item-Instrument-2009-Update-2017pdf[8]，日本医療機能評価機構 EBM 医療情報部．AGREE II 日本語訳；2016. https://www.agreetrust.org/wp-content/uploads/2013/06/AGREE-II_Japanese.pdf[9]より作成）

※参考文献

1. Santesso N, et al. GRADE guidelines 26: informative statements to communicate the findings of systematic reviews of interventions. J Clin Epidemiol 2020;119:126-135.
2. Andrews J, et al. GRADE guidelines: 14. Going from evidence to recommendations: the significance and presentation of recommendations. J Clin Epidemiol 2013;66:719-725.

① EBM

3. 日本糖尿病・生活習慣病ヒューマンデータ学会.糖尿病標準診療マニュアル2024(一般診療所・クリニック向け).★毎年4月に改訂.http://human-data.or.jp
4. Noto H, et al. Cluster-randomized trial to improve the quality of diabetes management: The study for the efficacy assessment of the standard diabetes manual(SEAS-DM). J Diabetes Investig 2016;7:539-543.
5. 日本糖尿病学会コンセンサスステートメント策定に関する委員会.2型糖尿病の薬物療法のアルゴリズム(第2版).糖尿病 2023；66：715-733.
6. 日本糖尿病学会.糖尿病診療ガイドライン2024：南江堂；2024.
7. American Diabetes Association. Standards of Medical Care in Diabetes-2024 ★毎年1月に改訂.Diabetes Care 2024;47:S1-S321.
8. AGREE II (The Appraisal of Guidelines for Research & Evaluation II). https://www.agreetrust.org/wp-content/uploads/2017/12/AGREE-II-Users-Manual-and-23-item-Instrument-2009-Update-2017pdf.
9. 日本医療機能評価機構EBM医療情報部.AGREE II 日本語訳：2016. https://www.agreetrust.org/wp-content/uploads/2013/06/AGREE-II_Japanese.pdf.
10. Saito H, et al. Evaluation of Pharmaceutical Company Payments and Conflict of Interest Disclosures Among Oncology Clinical Practice Guideline Authors in Japan. JAMA Netw Open 2019;2:e192834.
11. 日本膵臓学会膵癌診療ガイドライン改訂委員会.膵癌診療ガイドライン 2022年版：金原出版；2022.

② 糖尿病診療

1. 糖尿病治療目標・方針

糖尿病

　糖尿病はインスリン作用不足（分泌低下・感受性低下）による慢性の高血糖状態を主徴とする代謝症候群です．4種類に分類され（**表1，表2**），2型糖尿病が

表1 糖尿病成因分類

- 1型（膵 β 細胞の破壊によるインスリン分泌低下）
- 2型（インスリン抵抗性・インスリン分泌低下）
- その他
  遺伝子異常・他の疾患（**表5**）・薬剤（ステロイド・オランザピン・クエチアピン・免疫チェックポイント阻害薬など）に伴うもの
- 妊娠糖尿病

表2 1型糖尿病と2型糖尿病の比較

	1型糖尿病	2型糖尿病
発症機序	主に自己免疫を基礎にした膵 β 細胞破壊，HLA などの遺伝子に何らかの誘因・環境因子が加わって生じる．他の自己免疫疾患（甲状腺など）の合併が少なくない．	インスリン分泌の低下やインスリン抵抗性をきたす複数の遺伝因子に過食（特に高脂肪食），運動不足などの環境因子が加わってインスリン作用不足を生じて発症する．
家族歴	家系内の糖尿病は2型の場合より少ない	家系内血縁者にしばしば糖尿病あり
発症年齢	小児～思春期に多い 中高年でも認める	40歳以上に多い 若年発症も増加
肥満度	肥満とは関係なし	肥満または肥満の既往多い
自己抗体	GAD 抗体, IAA, ICA, IA-2抗体, ZnT8 抗体など	陰性

（能登 洋．レジデントのための内分泌代謝教室―米国専門医に教わる全13章：日本医事新報社；2021．
p8より作成）

全体の90％以上です．2型糖尿病の発症には，β細胞量の減少によるインスリン分泌低下やインスリン抵抗性をきたす素因を含む複数の遺伝因子，過食・運動不足・肥満などの環境因子，加齢などが関与しています．

診断

高血糖や HbA1c 高値を認めたときや，高血糖による症状（口渇，多飲，多尿，体重減少，易疲労感など），糖尿病合併症を疑う症状がある場合にも糖尿病を想起して検査します．

糖尿病は，血糖値，HbA1c 値，症状，合併症（網膜症）によって診断します（図1）．①早朝空腹時血糖値126mg/dL 以上，②75g 経口ブドウ糖負荷試験（OGTT）2時間値200mg/dL 以上，③随時血糖値200mg/dL 以上，④ HbA1c 6.5％以上，のひとつだけを認めた場合は「糖尿病型」と診断します．糖尿病の「疑い」の場合は，3〜6カ月以内に血糖値・HbA1c 値を再検査します．

インスリン分泌能とインスリン抵抗性の指標として C ペプチドと HOMA-R があります．

治療目標

血糖値のコントロールだけが診療目的ではありません．血圧・脂質・体重のコントロールも行い，糖尿病合併症（網膜症，腎症，神経障害および大血管症）の発症・進展を防止・改善し糖尿病のない人と変わらない寿命と QOL を確保することを最終目的とします（図2，表3）．

さらに，悪性腫瘍や認知症など，糖尿病の併存症の予防・管理も重要です（図2）．

血糖コントロール目標値は，上記目標を達成するために表4に示すように個別化設定が重要です．「The loser, the better」は過去の話です（各論1-1-1参照）．過度の血糖低下により大血管症や死亡が増加する危険性もあります．なお，高齢者に対するエビデンスは現時点では存在しません．

1. 糖尿病治療目標・方針

図1　糖尿病診断の流れ

糖尿病の診断には，糖尿病型を2回確認する（1回は必ず血糖値で確認する．HbA1cのみでは診断できない）か，［糖尿病型（血糖値に限る）を1回確認＋慢性高血糖症状または網膜症の存在の確認］をする．

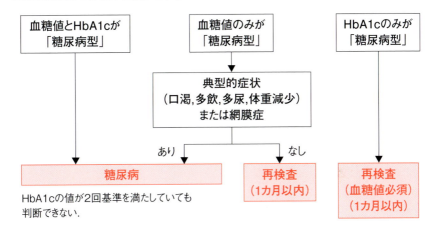

（聖路加国際病院内科専門研修委員会編．内科レジデントマニュアル第9版：医学書院；2019. p231 図1より作成）

図2　糖尿病診療の理想

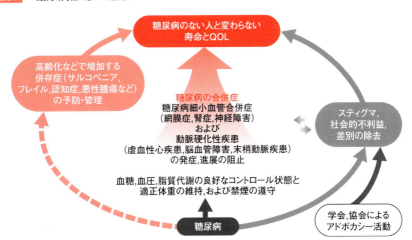

（日本糖尿病学会編．糖尿病治療ガイド2022-2023：文光堂；2022. p31図6より作成）

021

② 糖尿病診療

表3　糖尿病治療目標値

- 体重　BMI 25kg/m^2 以上の場合：5％以上の減量
- 血圧　診察室血圧 130/80mmHg（家庭血圧 125/75mmHg）未満
- 血糖　HbA1c　　7.0％未満
  　　　空腹時血糖　130mg/dl 未満
- 脂質　LDL-コレステロール　120mg/dl 未満
  　　　（冠動脈疾患を合併する場合は 100mg/dl 未満．非心原性脳梗塞・末梢動脈疾患・CKD・メタボリックシンドローム・主要危険因子の重複・喫煙を合併する場合は70mg/dl 未満を考慮する）
  　　　早朝空腹時中性脂肪　　150mg/dl 未満
  　　　HDL-コレステロール　40mg/dl 以上

（日本糖尿病・生活習慣病ヒューマンデータ学会．糖尿病標準診療マニュアル2024（一般診療所・クリニック向け）．http://human-data.or.jp　2024[1] より作成）

表4　個別化血糖目標例

厳格 HbA1c＜6.0%	血糖管理 ◀ HbA1c＜7.0% ▶	寛容 HbA1c＜8.0%
モチベーション高，実行度高 病識・理解度高，自己管理能力高	社会・心理状態	モチベーション低，実行度低 病識・理解度低，自己管理能力低
十分	経済・支援状態	不十分
低	低血糖リスク	高
短	2型糖尿病罹患期間	長
長	余命	短
なし	細小血管症	高度，重篤
なし	大血管症	既往あり
なし	併発疾患	多疾患，重篤

（日本糖尿病・生活習慣病ヒューマンデータ学会．糖尿病標準診療マニュアル2024（一般診療所・クリニック向け）．http://human-data.or.jp　2024[1] より作成）

1. 糖尿病治療目標・方針

糖尿病症例の死因／妊娠糖尿病の予後

○糖尿病症例の死因

　日本糖尿病学会の報告[2]によると，第1位：悪性腫瘍（38.9％），第2位：感染症（17.0％），第3位：血管障害（10.9％）で悪性新生物の増加および血管障害の減少傾向が継続しています．また，同報告[2]によると糖尿病症例の平均死亡時年齢は，男性74.4歳，女性77.3歳で，日本人一般の平均寿命に比して，それぞれ7.2歳，10.4歳短命でした．

　膨大なサンプルサイズなのでいかにも妥当性が高そうですが，重大なピットフォールをいくつも孕んでいるので気をつけましょう．特に，アンケート回収率は僅か18.0％ですので外的妥当性が低い可能性大です．さらに，平均死亡時年齢と平均寿命は別物なので単純比較するのは荒唐無稽です．参考までに，日本人一般の平均死亡時年齢は厚生労働省発表の簡易生命表で概算できます．

　なおこのデータ[2]はCOVID-19パンデミック前のものです．糖尿病はCOVID-19重症化のリスクファクターであることが判明していますので，このパンデミックの影響で感染症による死亡割合が高まったかもしれません．一方で，受診控えによって悪性新生物の発見が遅れ，その死亡割合も高まったかもしれません．今後，パンデミックの影響がどう表出してくるかが注目の的でしょう．

○妊娠糖尿病の予後

　妊娠糖尿病（GDM）は，出産後に寛解しても長期的には2型糖尿病の二次的発症リスクを高めることが判明しています．『妊娠糖尿病既往女性のフォローアップに関する診療ガイドライン』[3]は2型糖尿病予防を目的とした推奨を提示していますが，AGREE II 評価ツール法[4,5]（総論1-4参照）に照らし合わせると，「編集の独立性」領域の得点が非常に低い印象です．具体的には金銭的COI対策があいまいなのが問題です．

② 糖尿病診療

なお，最近になり GDM の既往は，2型糖尿病発症の有無にかかわらず心血管疾患死・総死亡のリスク上昇と関連することが報告されました．今後は心血管疾患なども含めた管理・介入が重要性を増してくるでしょう．

※参考文献
1. 日本糖尿病・生活習慣病ヒューマンデータ学会．糖尿病標準診療マニュアル 2024(一般診療所・クリニック向け)．★毎年4月に改訂．http://human-data.or.jp 2024年．
2. 中村二郎，吉岡成人，片桐秀樹，ほか．―糖尿病の死因に関する委員会報告―アンケート調査による日本人糖尿病の死因―2011〜2020年の10年間，68,555名での検討―．糖尿病 2024;67:106-128.
3. 平成30年度日本医療研究開発機構日本医療研究開発機構　女性の健康の包括的支援実用化研究事業「妊娠糖尿病女性における出産後の糖尿病・メタボリックシンドローム発症のリスク因子同定と予防介入に関する研究」研究班，日本糖尿病・妊娠学会．妊娠糖尿病既往女性のフォローアップに関する診療ガイドライン．糖尿病と妊娠 23巻 別冊 2023.
4. AGREE II (The Appraisal of Guidelines for Research & Evaluation II). https://www.agreetrust.org/wp-content/uploads/2017/12/AGREE-II-Users-Manual-and-23-item-Instrument-2009-Update-2017pdf.
5. 日本医療機能評価機構 EBM 医療情報部．AGREE II 日本語訳．2016年．https://www.agreetrust.org/wp-content/uploads/2013/06/AGREE- II _Japanese.pdf.

② 糖尿病診療

2. 糖尿病治療薬の特徴・使い方

治療の流れ

　まず，インスリン治療の適応を判断します（**表1**）．適応でない場合には，食事・運動療法を基本とし，血糖降下薬を適宜追加します[1]（**図1**）．糖尿病の経過に伴い薬物治療およびその強化が必要となることが非常に多いのが実情です．

　日本糖尿病・生活習慣病ヒューマンデータ学会は診療の質の向上・均てん化を図るために『**糖尿病標準診療マニュアル（一般診療所・クリニック向け）**』[1]を無料公開しています（**図1，2**）．それに沿って解説しましょう．

表1　インスリンの適応

＜絶対適応＞1型糖尿病，糖尿病昏睡・ケトアシドーシス，重症の肝障害・腎障害・感染症，妊娠（妊娠計画期・妊娠中・授乳期） ＜相対適応＞高血糖による症状，著明な高血糖（約300mg/dl以上），尿ケトン体陽性，経口血糖降下薬で血糖管理が不十分（HbA1c 9.0％以上）

（日本糖尿病・生活習慣病ヒューマンデータ学会．糖尿病標準診療マニュアル2024（一般診療所・クリニック向け）．http://human-data.or.jp 2024[1]より作成）

図1　糖尿病の治療の流れ

薬剤選択は**血管合併症・低血糖**に関するエビデンスの有無や**体重**への影響・**費用対効果**等などにより判断されている．
3～6カ月ごとに患者の**病態や目標値を見直す**ことが重要．
薬物療法はステップ1から開始し，その先のステップではそれぞれの薬剤を上乗せする．**ステップ1の薬剤を処方できない場合はステップ2から開始**する．
注射薬も各ステップで適宜考慮する．

② 糖尿病診療

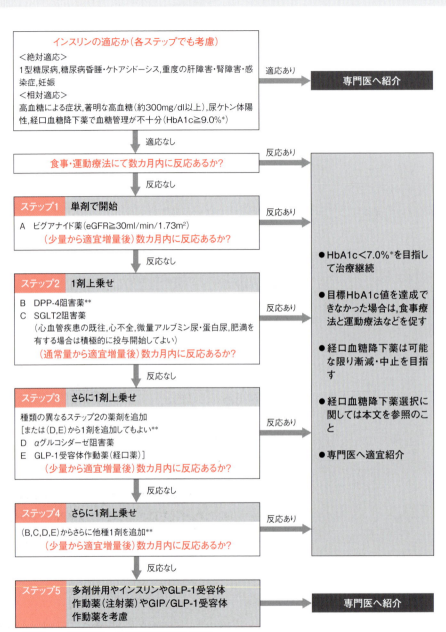

*目標値については症例によって個別に定める(総論2-1参照)
**DPP-4阻害薬とGLP-1受容体作動薬の併用は避ける

(日本糖尿病・生活習慣病ヒューマンデータ学会. 糖尿病標準診療マニュアル2024(一般診療所・クリニック向け). http://human-data.or.jp 2024[1] より作成)

図2 『糖尿病標準診療マニュアル（一般診療所・クリニック向け）』の掲載サイト

日本糖尿病・生活習慣病ヒューマンデータ学会
（https://human-data.or.jp）

治療薬のエビデンス

表2に，現在日本で処方可能な糖尿病治療薬のエビデンスと体重変化・低血糖リスクを示します．

表2 糖尿病治療薬の特徴

作用	種類	心血管疾患・死亡抑制 アジア人	心血管疾患・死亡抑制 欧米人	体重変化	低血糖リスク
インスリン抵抗性改善	ビグアナイド薬	○（日本人） ◎（中国人）	◎	→／↓	低
	チアゾリジン薬	△（日本人）	△	↑	低
インスリン分泌促進	スルホニル尿素薬		○	↑	高
	グリニド薬		○	→／↑	中
	DPP-4阻害薬		△	→	低
	GLP-1受容体作動薬		△	↓	低
インスリン抵抗性改善・分泌促進	イメグリミン			→	低
ブドウ糖吸収遅延	α-グルコシダーゼ阻害薬		△	→	低
ブドウ糖排泄	SGLT2阻害薬	○	◎	↓	低
注射薬	インスリン		○	↑	高
	GLP-1受容体作動薬		◎	↓	低

◎実証されている
○示唆されている
△有効性は実証されていない
空欄　出版エビデンスなし

（日本糖尿病・生活習慣病ヒューマンデータ学会．糖尿病標準診療マニュアル2024（一般診療所・クリニック向け）．http://human-data.or.jp　2024[1] より作成）

治療薬選択順

Step1

ビグアナイド薬（メトホルミン）にゆるぎはありません．心血管疾患をアウトカムとした RCT は欧米発が主体ですが，有意なリスク低下を示す RCT は中国からもすでに発表されており[2]，**日本人への適応性**は複数の観察研究で示されています[3,4]．もちろん，観察研究には限界・バイアスがつきものですから，割り引いて解釈する必要はあります．

Step2

DPP-4 阻害薬は心血管疾患リスクに関してはニュートラルですが，服薬回数や腎障害による制限の点で優れています（GLP-1 受容体作動薬や GIP/GLP-1 受容体作動薬との併用はできません）．SGLT-2 阻害薬については，心血管疾患の**二次**予防効果や心不全**入院**リスクの低下や**腎アウトカム**改善を示すエビデンスが続出しており，心血管疾患の既往，心不全，微量アルブミン尿・蛋白尿，肥満がある場合は優先度が高まります．

Step3

α-グルコシダーゼ阻害薬と経口 GLP-1 受容体作動薬が挙げられています．後者は体重減少効果も期待できますが，適応は 2 型糖尿病だけですので要注意です．また，後者は DPP-4 阻害薬との併用はできません．

その他，少量 SU 薬・グリニド系薬，チアゾリジン薬，イメグリミンがステップ 3 のオプションです．

※参考文献

1. 日本糖尿病・生活習慣病ヒューマンデータ学会．糖尿病標準診療マニュアル 2024（一般診療所・クリニック向け）．★毎年 4 月に改訂．http://human-data.or.jp 2024 年.
2. Hong J, et al. Effects of metformin versus glipizide on cardiovascular outcomes in patients with type 2 diabetes and coronary artery disease. Diabetes Care 2013;36:1304-1311.
3. Tanabe M, et al. Reduced vascular events in type 2 diabetes by biguanide relative to sulfonylurea: study in a Japanese Hospital Database. BMC Endocr Disord 2015;15:49.
4. Komaru Y, et al. Recurrent cardiovascular events in patients with newly diagnosed acute coronary syndrome: Influence of diabetes and its management with medication. J Diabetes Complications 2020;34:107511.

各論

エビデンスを斬る！

糖尿病診療を正しく導くエビデンスの
批判的吟味とその活かし方

① 糖尿病治療 ｜ **(1) 統合的管理目標値**

1. 朝三暮四に注意

　糖尿病において，高血糖・高血圧・高LDL-コレステロール血症は心血管イベントや死亡のリスクファクターです．では，厳格な血糖・血圧・脂質管理によってアウトカムは改善するでしょうか？

エビデンス

Effect of an intensified multifactorial intervention on cardiovascular outcomes and mortality in type 2 diabetes（J-DOIT3）: an open-label, randomised controlled trial[1]

エビデンス吟味

Step1 　クリニカルクエスチョンの定式化

・**P（患者）**：心血管疾患高リスクの日本人2型糖尿病患者

　総数　2,542例（女性38％）

　平均年齢59歳

　平均HbA1c　8.0％

　心血管疾患既往者　11％

・**I（治療）**：強化療法（目標値：HbA1c＜6.2％，血圧＜120/75mmHg，LDL-C＜80mg/dL　※冠動脈疾患の既往がない場合）

・**C（比較対照）**：標準療法（目標値：HbA1c＜6.9％，血圧＜130/80mmHg，LDL-C＜120mg/dL ※冠動脈疾患の既往がない場合）

・**O（アウトカム）**：心血管イベント・死亡（複合エンドポイント）

Step2 　妥当性のチェック

・デザイン：RCT

・盲検化：なし

・追跡期間：8.5年（中央値），追跡率：92％

Step3 | 信頼性のチェック

・代用エンドポイント

最終血糖・血圧・脂質いずれも強化療法群のほうが有意に低値だった．両群とも血圧・脂質に関しては概ね目標値に到達したが，血糖は達成不十分だった（**表1**）．

・一次エンドポイント

［心筋梗塞，脳卒中，死亡，冠動脈血行再建術*，脳血管血行再建術*の複合イベント発生率］に**有意差を認めなかった**（**表1**）．

さらに調整を加えると統計学的有意差が出た（P = 0.042）

*本来，二次エンドポイント

・**後付け解析**（事後解析）で脳血管イベント（脳卒中・脳血管血行再建術）が有意に低下する（相対リスク低下58%）**可能性が示された**が，総死亡・冠動脈イベント（心筋梗塞，冠動脈血行再建術）には有意差を認めなかった．

・**二次エンドポイント**である腎イベント・眼イベントそれぞれのリスクが有意に低下することが**示唆された**（各相対リスク低下32%，14%）．

・重症低血糖の頻度は両群とも低かった（強化療法群7例，標準療法群4例）．

表1 一次エンドポイントと代用エンドポイント（抜粋）の平均到達値

	強化療法群	標準療法群	ハザード比 (95% CI)，P値	絶対リスク低下
一次エンドポイント				
心血管イベント・死亡	8.2%	10.5%	0.81 (0.63 − 1.04) P = 0.094	2.3% （有意差なし）
代用エンドポイント				
HbA1c（%）	6.8	7.2	P < 0.0001	―
血圧（mmHg）	123/71	129/74	P < 0.0001	―
LDL-C（mg/dL）	85	104	P < 0.0001	―

（Ueki K, et al. Effect of an intensified multifactorial intervention on cardiovascular outcomes and mortality in type 2 diabetes（J-DOIT3）: an open-label, randomised controlled trial. Lancet Diabetes Endocrinol 2017;5:951-964[1] より作成）

| 各論 | ① 糖尿病治療 | (1) 統合的管理目標値 |

Step4 | 臨床的意義の評価

　現行の診療ガイドライン以上に厳格にしても有意な上乗せ効果があるとは言えないであろう.

エビデンス解体

総評

　2型糖尿病における心血管疾患の主要なリスクファクターは脂質異常症と高血圧です（**表2**）.

　実際，高リスクの2型糖尿病患者では統括的介入により心血管イベントのリスクが長期にわたり有意に低下することがRCTで実証されました[2]. **ただし, 小規模であることと管理目標値が現在の値よりも緩やかであることが限界点**として指摘されていました. その後に欧州から，より管理を厳格にした同様の介入研究結果が発表されましたが，こちらでは有意差を認めませんでした[3]. 糖尿病の新治療薬が続出する中，日本人を対象とした統括的管理の長期的効果を評価する本研究は，日本において注目の的となっていました.

　誇大解釈・美化されることが少なくないのですが，この研究は**日本発のネガティブスタディ**です. 原文には "Our results do not fully support the efficacy of further intensified multifactorial intervention compared with current standard care"（現行の標準療法よりも厳格な多因子介入の効果の裏付けは，本研究結果では不十分である）[1] と記載されており，米国内科学会ニュースでもそのように紹介されています[4].

表2　**UKPDSにおける心血管疾患リスクファクターとそのインパクト**

リスクファクター	ハザード比 (P < 0.05)
LDL-C	2.26
HDL-C 低値	1.82
収縮期血圧	1.82
HbA1c	1.52
喫煙	1.41

(Turner RC, et al. Risk factors for coronary artery disease in non-insulin dependent diabetes mellitus: United Kingdom Prospective Diabetes Study (UKPDS: 23). BMJ 1998;316:823-828[12] より一部改変して作成)

ピットフォール

　統計学的な操作によって一部のエンドポイントに有意差を認めていますが，統計学的な妥当性・信頼性に関して以下の点に気を付けて客観的に解釈しましょう．

非盲検研究

　情報バイアスが大きく入り込みますので，エビデンスレベルは高くはありません．

エンドポイントの中途改変

　当初の一次エンドポイントは心筋梗塞，脳卒中，死亡の複合解析でした．しかし，研究開始後に途中解析でふたを開けてみるとイベント数が想定値より少なく予定期間内に設定値に達成しそうになかったため，本来は二次エンドポイントだった冠動脈血行再建術，脳血管血行再建術（頸動脈内膜剥離術，頸動脈ステント留置術，経皮的脳血管形成術）も一次エンドポイントとして上乗せカウントすることにプロトコルが中途改変されました[1]．「後出しじゃんけん」である点でバイアスが生じ，割り引いて解釈する必要があります．ちなみに，本来の一次エンドポイントにも有意差を認めませんでした．

一次エンドポイントの後付け解析

　ランダム割り付けされていますが両群間のベースライン喫煙率が有意に異なっていたため，事前に設定されていたように，その調整解析も行ったところ有意差が出ました．ランダム割り付けをしてもこのような不均衡が生じてしまうことがあるため，調整を追加して解析することはしばしばありますが，これは感度分析に該当するものなので割り引いて解釈すべきでしょう．

　複合エンドポイントはその内訳を解析することも重要です．本研究では後付け解析において脳血管イベントのリスクが有意に低下する可能性が示されました．後出しじゃんけんである点で割り引いて解釈する必要がありますが，この内訳解析に基づいて一次エンドポイント（複合）全体に有意差があったと錯覚してしまう（＝おとり商法）ことがないように注意しましょう．

二次エンドポイント・後付け解析の位置づけ

二次エンドポイントは基本的に仮説を提唱するものであり，実証するものではありません．二次エンドポイントである腎イベント・眼イベントで有意差を認めましたが，**オマケ**です．血糖や血圧の厳格な管理により細小血管症が抑制されることは国内外で既に実証されているので[5-7]，その確認ができた程度です．後付け解析はバイアスが大きいため**仮説の探究に過ぎず**，その妥当性はかなり低く慎重に解釈しなければなりません[8]．一次エンドポイントで有意差を認めなかった場合（「ネガティブスタディ」）に，有意差を認めた二次エンドポイントを前面に出してインパクトを高めようとする「朝三暮四」が横行していますので要注意です．

重症低血糖リスク

本研究では，厳格な血糖管理の介入にもかかわらず重症低血糖の頻度が低いことが着目されましたが，頻度が少なかったのは低血糖リスクが低い薬剤を優先するアルゴリズムやそのような新薬の登場や大病院での糖尿病専門医による介入の効果かもしれません[1]．

結語

今回の研究で有意差を認めなかった理由には議論の余地はあるかも知れませんが，この best available evidence によれば血糖・血圧・脂質はいっそう厳格に管理しても有意な上乗せ効果があるとは言えず，**推奨治療目標値（表3）は最新の診療ガイドライン[9]でも塗り替えられていません**．脂質管理については日本人糖尿病患者対象の他の一次予防 RCT でも同様に厳格管理で有意差を認めないことが示されています[10]し，血圧管理に関しては香港の一次予防観察研究で有意なリスク上昇が認められています[11]．

1. 朝三暮四に注意

表3 糖尿病における一般的治療目標値

血圧	130/80mmHg 未満	
血糖	HbA1c	7.0％未満
	空腹時血糖	130mg/dL 未満
	食後2時間血糖	180mg/dL 未満
脂質	LDL-コレステロール	120mg/dL 未満 （冠動脈疾患を合併する場合は100mg/dL 未満）
	non-HDL-コレステロール	150mg/dL 未満 （冠動脈疾患を合併する場合は130mg/dL 未満）
	早朝空腹時中性脂肪	150mg/dL 未満
	HDL-コレステロール	40mg/dL 以上

（日本糖尿病学会．糖尿病診療ガイドライン2024：南江堂．；2024[9]，日本糖尿病・生活習慣病ヒューマンデータ学会．糖尿病標準診療マニュアル2024(一般診療所・クリニック向け)．http://human-data.or.jp 2024[13] より作成）

※参考文献

1. Ueki K, et al. Effect of an intensified multifactorial intervention on cardiovascular outcomes and mortality in type 2 diabetes（J-DOIT3): an open-label, randomised controlled trial. Lancet Diabetes Endocrinol 2017;5:951-964.

2. Gaede P, et al. Effect of a multifactorial intervention on mortality in type 2 diabetes. N Engl J Med 2008;358:580-591.

3. Griffin SJ, et al. Effect of early intensive multifactorial therapy on 5-year cardiovascular outcomes in individuals with type 2 diabetes detected by screening（ADDITION-Europe): a cluster-randomised trial. Lancet 2011;378:156-167.

4. Monthly AD. Intensive therapy to lower HbA1c, BP, and cholesterol failed to reduce mortality. https://diabetesacponlineorg/archives/2017/11/10/1htm?utm_campaign=FY17-18_NEWS_DIABETES_INTERNATIONAL_111017_EML&utm_medium=email&utm_source=Eloqua 2017年11月10日.

5. Ohkubo Y, et al. Intensive insulin therapy prevents the progression of diabetic microvascular complications in Japanese patients with non-insulin-dependent diabetes mellitus: a randomized prospective 6-year study. Diabetes Res Clin Pract 1995;28:103-117.

6. Intensive blood-glucose control with sulphonylureas or insulin compared with conventional treatment and risk of complications in patients with type 2 diabetes（UKPDS 33). UK Prospective Diabetes Study（UKPDS) Group. Lancet 1998;352:837-853.

7. Tight blood pressure control and risk of macrovascular and microvascular complications in type 2 diabetes: UKPDS 38. UK Prospective Diabetes Study Group. BMJ 1998;317:703-713.

8. 山崎力．医学統計ライブスタイル：SCICUS：2008.

9. 日本糖尿病学会．糖尿病診療ガイドライン2024：南江堂．；2024.

10. Itoh H, et al. Intensive Treat-to-Target Statin Therapy in High-Risk Japanese Patients With Hypercholesterolemia and Diabetic Retinopathy: Report of a Randomized Study. Diabetes Care 2018;41:1275-1284.

11. Wan EYF, et al. Effect of Achieved Systolic Blood Pressure on Cardiovascular Outcomes in Patients With Type 2 Diabetes: A Population-Based Retrospective Cohort Study. Diabetes Care 2018;41:1134-1141.

12. Turner RC, et al. Risk factors for coronary artery disease in non-insulin dependent diabetes mellitus: United Kingdom Prospective Diabetes Study（UKPDS: 23). BMJ 1998;316:823-828.

13. 日本糖尿病・生活習慣病ヒューマンデータ学会．糖尿病標準診療マニュアル2024(一般診療所・クリニック向け)．★毎年4月に改訂．http://human-data.or.jp 2024年.

035

① 糖尿病治療 | **(1) 統合的管理目標値**

2. 骨折り損のくたびれもうけ？

　健診とそれに基づく生活習慣介入の効果を示すエビデンスは限定的です[1, 2]．2008年に始まった特定健診・特定保健指導（いわゆる「メタボ健診」）は生活習慣病を予防するために実施されており，公的医療保険に加入する40～74歳全員が対象です．厚生労働省は2023年度までに実施率を70%以上にする目標を掲げていましたが，当初から**実施率の低さ**が指摘されていたり，**本質的意義が疑問視**されていたりします．日本の「メタボ健診」の意義を評価したエビデンスを吟味しましょう．

エビデンス

Association of the National Health Guidance Intervention for Obesity and Cardiovascular Risks With Health Outcomes Among Japanese Men[3]

エビデンス吟味

Step1 | クリニカルクエスチョンの定式化

・**P（対象者）**：大企業1社に勤務する特定健診に該当する**男性**74,693人（平均年齢52.1歳）（**表1**）
・**I（条件，暴露）**：特定健診・特定保健指導（腹囲85cm以上で心血管リスクファクター1項目以上有する人を対象）を施行
・**C（比較対照）**：[**Step2**] 参照
・**O（アウトカム）**：肥満指標（体重・BMI・腹囲）・心血管リスクファクター（血圧・HbA1c・LDL-C）

Step2 | 妥当性のチェック

・デザイン：ファジー回帰不連続（fuzzy regression discontinuity）デザインで擬似RCT化（腹囲85cmをカットオフ値として79～85cm群 [19,818人] と85

2. 骨折り損のくたびれもうけ？

表1 対象者の特徴と結果

	全対象者の平均値 (74,693人)	1年後の変化 (95% CI)	4年後の変化 (95% CI)	特定保健指導 受講者限定 1年後の変化 (95% CI)
体重 (kg)	71.4	−0.29 (−0.50 to −0.08)	−0.06 (−0.38 to 0.37)	−1.56 (−3.10 to −0.22)
BMI (kg/m^2)	24.5	−0.10 (−0.17 to −0.03)	−0.01 (−0.12 to 0.14)	−0.61 (−1.19 to −0.14)
腹囲 (cm)	86.3	−0.34 (−0.59 to −0.04)	−0.35 (−0.78 to 0.09)	−0.44 (−2.03 to 1.69)
収縮期血圧 (mmHg)	126.5	0.28 (−0.53 to 1.47)	−1.16 (−2.76 to 0.17)	−2.32 (−10.16 to 4.60)
拡張期血圧 (mmHg)	79.6	−0.54 (−1.33 to 0.04)	−0.87 (−2.00 to 0.06)	−0.37 (−5.30 to 4.94)
HbA1c (%)	5.7	−0.01 (−0.04 to 0.03)	0.02 (−0.02 to 0.07)	0.10 (−0.10 to 0.31)
LDL-C (mg/dL)	128.1	0.42 (−1.38 to 2.33)	0.07 (−2.25 to 2.77)	6.19 (−4.16 to 20.60)

(Fukuma S, et al. Association of the National Health Guidance Intervention for Obesity and Cardiovascular Risks With Health Outcomes Among Japanese Men. JAMA Intern Med 2020;180:1630-1637[3] より作成)

〜91cm 群［19,343人］を比較）．年齢・飲酒量・喫煙状態・運動量・代謝指標などで調整

・盲検化：なし

・追跡期間：4年，最終追跡率：74%

・解析：ITT 解析

・COI：第一著者は日本学術振興会と SOMPO ヘルスサポート株式会社からの助成金を受領

Step3 | 信頼性のチェック

・全般的な特定健診受診率は80.7%であった．

・特定保健指導該当男性38,894人のうち，実際に受講したのは6,176人（**15.9%**）であった．

・一次エンドポイント（**表1**）

特定健診・特定保健指導により1年後の各肥満指標は統計学的に有意に低下

したが，4年後にはいずれも有意差が消失した．心血管疾患リスクファクターはいずれも統計学的有意差を認めなかった．この結果は，カットオフ値からの腹囲幅を変動させて解析しても同傾向であった．実際に特定保健指導を受けた6,176人に限定した（Treatment-on-the-Treated）解析においても，特定保健指導非対象者と比較して1年後の肥満指標と心血管疾患リスクファクターの変化は同様であった．

- 二次エンドポイント（仮説**探究**）

主解析対象外だが，特定健診を受診した女性は11,235人で，そのうち11％が特定保健指導に該当した．女性では肥満指標・心血管疾患リスクファクターの各項目いずれも統計学的有意差を認めなかった．

| Step4 | 臨床的意義の評価 |

特定健診・特定保健指導により男性の**1年後**の肥満指標は改善したが，**臨床的な意義は些少**であり，4年後には統計学的有意差を認めなくなった．心血管疾患リスクファクターは改善しなかった．特定保健指導受講率は非常に低かった．

エビデンス解体

| 総評 |

特定健診・特定保健指導は国策として一律に導入されたものなので，ランダムに割り付けて比較すること（RCT）は行えません．そこで，観察研究（リアルワールドデータ）を統計学的に擬似介入研究化する高度解析法が開発されていますが，この研究で用いられた手法は，特定保健指導の基準となっている腹囲85cmをカットオフとしてその前後（6cm幅）の2群を比較するものです．腹囲は絶えず変動するものなので，この2群は，臨床的にはほぼ同等の代謝的特徴である（異なるのは特定保健指導への割り付けの有無）と見なせます．観察研究なので純RCTではありませんが，腹囲85cm周辺枠ではランダム化割り付けが行われていると捉えて解析します．この研究では，腹囲85cmを境に特定保健指導割り当て率が大幅に変動することが確認されており，手法の妥当性が裏付けられています（詳細略）．

対象者が限定的で外的妥当性は高くない印象ですが，健診による体重への影響はメタアナリシス[1]と合致しています．Channeling bias による過大評価の可能性がある日本の先行文献[2]と比較して内的妥当性は高いでしょう．

また，特定保健指導受講者に限定した Treatment-on-the-Treated（ToT）効果解析結果も ITT 解析結果とほぼ合致しており，**effectiveness**（ITT 解析）と **efficacy**（ToT 効果解析）の両点で，臨床的および社会的インパクトの大きい**ネガティブスタディ**でしょう．

ピットフォール

特定保健指導法は種々ありますが，その**内訳が不明**です．効果的な指導法があるかもしれません．また，前述のように一法人のデータなので，他の企業や他の健康保険組合に属する人での効果は未知数です．ネガティブな結果は，対象者の多くが比較的健康な人であったことと関連しているかもしれません．

「メタボ健診」の意義？

「早期予防・早期発見・早期治療」という「3つの『早』」が健診受診を促す**殺し文句**ですが，**スクリーニング検査の有用性は理論だけでは示されません**（**表2**）．日本の特定健診・特定保健指導については**表3**の問題点があります．なお，実施率・受講率の低さは，新型コロナウイルス感染症のパンデミックによりさらに拍車がかかったことが危惧されます．

表2　スクリーニング検査の有用性鑑定（推薦図書1，2参照）

- 検査は実行可能で正確か？
- 検査結果によって治療方針が変わるか？
- 予後が改善されることが実証されているか？
- 対象者の検査への意向はどうか？
- 早期診断後，治療に意欲的か？
- 他の診断法や対象者と比較して利益と害はどうか？
- 目標疾患の頻度・重篤度は検査の尽力・費用に見合うか？

各論 エビデンスを斬る！

① 糖尿病治療 | (1) 統合的管理目標値

表3　日本の特定健診・特定保健指導についての問題点

- 実施率が僅か56.5％で，目標値まで到底届かない（2021年度）
- 特定保健指導対象者の受講率は非常に低いことが浮き彫りになった
- 本研究で介入効果が認められなかった
- 内臓脂肪量測定のために CT 撮像することもあるが，被曝による危険性がある
- 特定健診・特定保健指導には年間約160億円がかかっており，費用対効果が実証されていない

そもそも「メタボ」の概念の意義は？

　メタボリックシンドロームは肥満（腹部）・脂質異常症・糖代謝異常・高血圧の要素で診断されますが，この概念は，これらの心血管疾患リスクファクターがクラスター化しやすいことに起源を発します．セットでリスク評価をすることが提唱されていますが，**結局は各要素に対応することになり**，特別な介入策があるわけではないため，最近ではその概念自体の存在や利用が薄れてきています．

　日本の基準では，内臓脂肪蓄積をその中で最上流に位置づけていることと，女性の方が男性より腹囲の基準値が高いことが特徴です．しかし，**日本基準の根拠はそもそも貧**であり（推薦図書2参照），いっそう厳格な基準の特定保健指導の意義を揺るがすこの best available evidence[3] が到来しました．医療・政治・経済の各面で概念・制度の本格的な見直しが必要な段階でしょう．実際，日本の現行基準に対する異論も次々と登場してきています[4,5]．

［推薦図書］

1　スッキリわかる！臨床統計はじめの一歩 改訂版. 能登洋. 羊土社. 2018年.
2　やさしいエビデンスの読み方・使い方. 能登洋. 南江堂. 2010年.
→ 実地臨床での統計学の使い方を，難解な数式を使わずに言葉でわかりやすく解説した実用書です．エビデンスの正しい読み方・使い方も詳説してあります．

2. 骨折り損のくたびれもうけ？

※参考文献

1　Krogsbøll LT, et al. General health checks in adults for reducing morbidity and mortality from disease. Cochrane Database Syst Rev 2019;1:CD009009.

2　Nakao YM, et al. Effectiveness of nationwide screening and lifestyle intervention for abdominal obesity and cardiometabolic risks in Japan: The metabolic syndrome and comprehensive lifestyle intervention study on nationwide database in Japan (MetS ACTION-J study). PLoS One 2018;13:e0190862.

3　Fukuma S, et al. Association of the National Health Guidance Intervention for Obesity and Cardiovascular Risks With Health Outcomes Among Japanese Men. JAMA Intern Med 2020;180:1630-1637.

4　Hara K, et al. A proposal for the cutoff point of waist circumference for the diagnosis of metabolic syndrome in the Japanese population. Diabetes Care 2006;29:1123-1124.

5　Yamazaki Y, et al. Usefulness of New Criteria for Metabolic Syndrome Optimized for Prediction of Cardiovascular Diseases in Japanese. J Atheroscler Thromb 2024;31:382-395.

① 糖尿病治療 | **(2) 血糖管理／食事療法**

1. 継続は力なり？

　玉石混交のエビデンス「百花繚乱」の現状では，レベルの低いエビデンスに騙されてしまうことが多々あります．特に糖質制限食（低炭水化物食）については研究ごとに糖質摂取量の定義が異なっていたり総カロリー（エネルギー）摂取量の補正が行われていなかったりするものが少なくありません[1]．今回は，日本で行われた糖質制限食とカロリー制限食の効果を比較したエビデンスを検証しましょう．

エビデンス

One year follow-up after a randomized controlled trial of a 130 g/day low-carbohydrate diet in patients with type 2 diabetes mellitus and poor glycemic control[2]

エビデンス吟味

Step1　クリニカルクエスチョンの定式化

- **P（患者）**：カロリー制限食指導後も血糖コントロール不良の日本人2型糖尿病患者

  総数　66例（女性24％）

  平均年齢　59歳

  平均HbA1c　8.2％

  平均体重　74kg／平均BMI　26.6

- **I（治療）**：6カ月間のRCTで糖質制限食（130g/日）指導[3]を行い，その後12カ月間自己管理

- **C（比較対照）**：6カ月間のRCT期でカロリー制限食を継続（日本糖尿病学会ガイドライン2016準拠）し，その後12カ月間自己管理

- **O（アウトカム）**：血糖，体重

1. 継続は力なり?

Step2　妥当性のチェック

- デザイン：介入期：RCT[3]，追跡延長期：コホート研究
- 盲検化：なし
- 全追跡期間：18カ月，追跡率：全体で74％；観察期間中は79％（**最終的に計49人を解析**），遵守率：介入期[3]に**糖質制限群**の糖質摂取量・総カロリーはそれぞれ有意に低下したが，**追跡終了時にはベースラインに戻っていた；カロリー制限群では全追跡期間を通じてほぼ不変**であった．

Step3　信頼性のチェック（**表1**）

- 介入開始6カ月間の時点では，糖質制限群では HbA1c, 体重ともベースラインと比較して有意に低下したが，カロリー制限群では有意差を認めなかった（両群間比較：HbA1c 有意差なし，体重 P = 0.03）．
- 介入開始6カ月後から18カ月の間に糖質制限群の HbA1c, 体重はともに上昇し，追跡終了時にはベースラインと比較して体重は有意に低値だったが HbA1c は有意差を認めなくなった．カロリー制限群では HbA1c, 体重ともベースラインと比較して有意に低下した（両群間比較：HbA1c, 体重とも有意差なし）．

表1　主要な指標の推移[2]

	6カ月介入後	18カ月（6カ月介入，その後12カ月観察）後
HbA1c 変化（%） 　糖質制限群 　カロリー制限群	−0.4* −0.1	−0.35 −0.4*
体重変化（kg） 　糖質制限群 　カロリー制限群	−1.8* −0.6	−2.5* −1.6*
糖質摂取量変化（g/日） 　糖質制限群 　カロリー制限群	−87* −10	−27 −6
カロリー摂取量変化（kcal/日） 　糖質制限群 　カロリー制限群	−467* +41	−193 +20

*P＜0.05：ベースラインとの比較
(Sato J, et al. One year follow-up after a randomized controlled trial of a 130 g/day low-carbohydrate diet in patients with type 2 diabetes mellitus and poor glycemic control. PLoS One 2017;12:e0188892[2]より作成)

Step4 | 臨床的意義の評価

- **6カ月の短期間では**糖質制限のほうがカロリー制限よりも体重管理において優位であることが示唆された.
- **長期的には**食事療法継続は容易でなく両食事療法間で臨床的な**差は消失し**,両者とも長期的な血糖・体重管理に**同等に有効である可能性**が示された.

エビデンス解体

総評

糖質制限食は,半年程度の**短期間では**体重・血糖管理の点でカロリー制限食や低脂肪食など比較して優れているものの,1年以上の長期的には差が消失することが示されています[1,4-6].本研究は日本人を対象とした RCT で,18カ月にわたって観察をした点で臨床的・実用的価値がありそうです.

「糖質制限 vs カロリー制限」の答え?

結論から言うと,この研究では両者比較の**全般的・普遍的な答えは出せません**.介入(食事指導)時に両群間でカロリー量が異なっており,解析時にもカロリー調整されていませんでした.そのため,糖質制限群の変化が摂取糖質量減少によるものなのか,結果として摂取カロリー量が減ったからなのか,**交絡バイアス**のために区別できないのです.そもそも糖質130g/日が糖質「制限」食なのか,**カロリー制限食の計算法[7]が妥当なのか**,といった議論は尽きません.**糖質制限食は長続きしないことが明示されました**が,これらの内的・外的妥当性に関する限界点に留意しましょう.

継続は力なり?

インスリン投与量を決定する際にカーボカウント法が多用されることから予測できるように,今回も糖質制限食の短期的効果は再確認されました.問題は,その継続性です.モチベーションの高い人であっても食事療法継続は容易でないため遵守率は高くなく,多くの人が元の食事スタイルに戻ってしまうことが既に多くのダイエット研究で示されています[8].糖質制限食の効果が長期的に持続することを示すかのような国内外の報告[9,10]もありますが,いずれの研究にお

いても糖質制限食を継続した人だけを追跡したものです．**比較対照が設定されていませんのでエビデンスレベルは低く**，有効性については何の結論も出せません．**相関と因果関係を混同しないように気をつけましょう**．

　この研究でも，糖質制限食にまつわるその特性が如実に示されました．6カ月間の指導下では糖質・カロリー摂取量はてきめんに低下し，それに伴って体重・血糖管理も改善したものの，その後の自己管理期間後には糖質・カロリー摂取量はベースラインに戻り，体重・血糖管理はカロリー制限群とほぼ同程度になりました．血糖管理に関しては，低血糖リスクなどのために管理目標値が緩和されたために，両群間で長期的な差がつかなかった可能性もあるでしょう．

では，食事療法はどうしたらいい？

　EBM ではエビデンスを客観的に吟味するだけでなく**実用性，現実性，個人の趣向も勘案**して臨床的判断をします．**短期的な**糖質制限食は有効であり，患者さんの治療モチベーション向上につながる可能性がありますが，**長期的な管理の点では各人の必要十分なカロリーに適った**実現性・継続性・安全性を加味した食事療法が最適[11-15]となるでしょう．また，糖質制限食を有効に継続するためには，適切な療養指導・栄養指導[16]や他の栄養素の調整[17]も重要でしょう．

　なお，日本糖尿病学会の診療ガイドライン2024では，従来通りのエネルギー摂取量制限推奨に加えて，**エビデンスが蓄積**してきた炭水化物制限に関する推奨が新登場しました[7]（**表2**）．**目的と期間が限定的**であることに気をつけましょう．また，一般的に，体重管理や糖尿病発症抑制についても**長期的効果は認められず**[18-20]，極端な炭水化物制限や長期に渡る炭水化物制限はむしろ総死亡・がん罹患，がん死亡・心血管死亡につながる可能性も報告されているので[14, 21]，**慎重に行う**ことが望まれます．特に，炭水化物制限による摂取エネルギー減少を肉類・乳製品などの動物性蛋白や脂質で補充すると心血管疾患・総死亡のリスクが高まることが判明しています．現実的には，炭水化物摂取量に関しては中庸が肝心で，糖質は摂取エネルギーの50～55%が妥当でしょう．

各論 エビデンスを斬る！ 糖尿病診療を正しく導くエビデンスの批判的吟味とその活かし方

① 糖尿病治療　(2) 血糖管理／食事療法

表2 日本糖尿病学会『糖尿病診療ガイドライン2024』による食事関連推奨（抜粋）

- 過体重・肥満を伴う2型糖尿病の血糖コントロールのためにエネルギー摂取量の制限が推奨される（推奨グレードA）
- 2型糖尿病の血糖コントロールのために，6〜12カ月以内の短期間であれば炭水化物制限は有用である（推奨グレード B）

＊色文字は著者が付記
（日本糖尿病学会．糖尿病診療ガイドライン2024：南江堂；2024[7]より作成）

※参考文献

1. van Wyk HJ, et al. A critical review of low-carbohydrate diets in people with Type 2 diabetes. Diabet Med 2016;33:148-157.
2. Sato J, et al. One year follow-up after a randomized controlled trial of a 130g/day low-carbohydrate diet in patients with type 2 diabetes mellitus and poor glycemic control. PLoS One 2017;12:e0188892.
3. Sato J, et al. A randomized controlled trial of 130g/day low-carbohydrate diet in type 2 diabetes with poor glycemic control. Clin Nutr 2017;36:992-1000.
4. Snorgaard O, et al. Systematic review and meta-analysis of dietary carbohydrate restriction in patients with type 2 diabetes. BMJ Open Diabetes Res Care 2017;5:e000354.
5. Meng Y, et al. Efficacy of low carbohydrate diet for type 2 diabetes mellitus management: A systematic review and meta-analysis of randomized controlled trials. Diabetes Res Clin Pract 2017;131:124-131.
6. Tay J, et al. Comparison of low- and high-carbohydrate diets for type 2 diabetes management: a randomized trial. Am J Clin Nutr 2015;102:780-790.
7. 日本糖尿病学会．糖尿病診療ガイドライン2024：南江堂：2024.
8. MacLeod J, et al. Academy of Nutrition and Dietetics Nutrition Practice Guideline for Type 1 and Type 2 Diabetes in Adults: Nutrition Intervention Evidence Reviews and Recommendations. J Acad Nutr Diet 2017;117:1637-1658.
9. Lennerz BS, et al. Management of Type 1 Diabetes With a Very Low-Carbohydrate Diet. Pediatrics 2018;141:e20173349.
10. Sanada M, et al. Efficacy of a Moderately Low Carbohydrate Diet in a 36-Month Observational Study of Japanese Patients with Type 2 Diabetes. Nutrients 2018;10:528.
11. American Diabetes Association. 7. Obesity Management for the Treatment of Type 2 Diabetes: *Standards of Medical Care in Diabetes-2018*. Diabetes Care 2018;41:S65-S72.
12. American Diabetes Association. 4. Lifestyle Management: *Standards of Medical Care in Diabetes-2018*. Diabetes Care 2018;41:S38-S50.
13. Van Horn L. A diet by any other name is still about energy. JAMA 2014;312:900-901.
14. Noto H, et al. Low-carbohydrate diets and all-cause mortality: a systematic review and meta-analysis of observational studies. PLoS One 2013;8:e55030.
15. Dehghan M, et al. Associations of fats and carbohydrate intake with cardiovascular disease and mortality in 18 countries from five continents（PURE）: a prospective cohort study. Lancet 2017;390:2050-2062.
16. American Diabetes Association. Standards of Medical Care in Diabetes-2024 ★毎年1月に改訂．Diabetes Care 2024;47:S1-S321.
17. Liu B, et al. Low-Carbohydrate Diet Macronutrient Quality and Weight Change. JAMA Netw Open 2023;6:e2349552.

1. 継続は力なり？

18. American Diabetes Association. Standards of Medical Care in Diabetes-2023. Diabetes Care 2023;46:S1-S291.
19. Hosseini F, et al. Dietary carbohydrate and the risk of type 2 diabetes: an updated systematic review and dose-response meta-analysis of prospective cohort studies. Sci Rep 2022;12:2491.
20. Noto H, et al. Long-term Low-carbohydrate Diets and Type 2 Diabetes Risk: A Systematic Review and Meta-analysis of Observational Studies. J Gen Fam Med 2016;17:60-70.
21. Mazidi M, et al. Lower carbohydrate diets and all-cause and cause-specific mortality: a population-based cohort study and pooling of prospective studies. Eur Heart J 2019;40:2870-2879.

| ① 糖尿病治療 | (2) 血糖管理／歯周病治療 |

2. 因果律？

　糖尿病と歯周病の相互関連性（推薦図書1参照）は以前から示唆されており，糖尿病の診療において定期的な口腔ケアが推奨されています[1]．また，糖尿病治療により歯周組織の炎症が改善する可能性や，歯周治療により血糖が改善する可能性も示されています[2,3]．しかし，多くの介入研究は対象者数が少なかったり，介入期間が短かったり（最長6カ月）したため，一般的・長期的にどの程度のインパクトがあるのかは不明でした．

エビデンス

Systemic effects of periodontitis treatment in patients with type 2 diabetes: a 12 month, single-centre, investigator-masked, randomised trial[4]

エビデンス吟味

Step1　クリニカルクエスチョンの定式化

- **P（患者）**：中等度・重度の歯周炎*を有し，残歯15本以上の2型糖尿病英国人
  総数　264例（女性38％）
  平均年齢　57歳
  平均BMI　30.5kg/m²
  平均糖尿病罹患期間　8.5年
  平均HbA1c　8.1％
  平均LDL-C　88.8mg/dL／平均HDL-C　48.3mg/dL／平均TG　145.5mg/dL
  平均血圧　136/83mmHg
- **I（介入）**：強化歯周病治療（歯肉縁下歯石除去や外科的歯周治療）を3カ月ごとに12カ月間施行
- **C（比較対照）**：通常治療（歯肉縁上歯石除去や研磨）を3カ月ごとに12カ月間施行

・ **O（アウトカム）**：12カ月後の HbA1c
*4mm 超の歯周ポケットの数（プロービング法）が20以上，およびマージナル
　ボーンロス30％超

Step2 ┃ 妥当性のチェック

・デザイン：RCT
・盲検化：なし（研究者には治療割付を隠蔽）
・追跡期間：12カ月間，追跡率：91％（介入群）／94％（対照群）
・解析法：ITT 解析
・検定多重性制御：なし

Step3 ┃ 信頼性のチェック（表1）

・一次エンドポイント
　介入群では血糖コントロールが改善し，対照群では悪化した．12カ月後の両
　群間差に有意差を認めた．
・二次エンドポイント（仮説提唱）
　－血糖コントロールへの影響
　歯周炎の臨床的指標（全歯垢スコア，全出血スコア，歯周ポケットの深さ，
　4mm 超の歯周ポケットの数）はいずれも介入群のほうが有意に改善し，歯周
　炎への介入効果も有意であることが示唆された．炎症反応の一部（CRP と
　TNF α）は，12カ月後に介入群のほうが有意に低値であった．HbA1c の群
　間差は相関解析と多変量解析においてこれらの指標と関連性があり，なかで
　も歯周炎指標の標準化偏回帰係数（β）が最大であったことから，歯周炎治療
　が直接血糖コントロールを改善する機序が支持された（表2）．他の指標間も
　同様に関連性が示唆された（略）．
　－糖尿病合併症への影響
　BMI や脂質や血圧などの合併症リスクファクターには有意な変化がなかっ
　たが，腎機能（eGFR）や動脈硬化指標（FMD：Flow Mediated Dilation）は12
　カ月後に介入群のほうが有意に高値であった．

– QOL の変化

Overall Audit of Diabetes Dependent Quality of Life スコアで評価した QOL も有意に改善し，主に仕事生活・自信・生活環境において顕著であることが示唆された．

・**重篤有害事象**

両群とも 8％に発生した．

表1 12カ月後の主な結果

	介入群 133例	対照群 131例	群間差 （対照群−介入群）	P 値
一次エンドポイント				
HbA1c（%）	7.8	8.3	0.6（0.3 to 0.9）	＜0.0001
二次エンドポイント（抜粋）				
全歯垢スコア（%）			21（15 to 26）	＜0.0001
全出血スコア（%）			26（21 to 31）	＜0.0001
歯周ポケットの深さ （プロービング法）（mm）			0.8（0.6 to 1.0）	＜0.0001
4mm 超の歯周ポケットの数 （プロービング法）			27（22 to 32）	＜0.0001
空腹時血糖（mg/dL）			12.9（3.4 to 21.0）	0.0344
LDL-C				NS
HDL-C				NS
4mm 超の歯周ポケットの数 （プロービング法）				NS
収縮期血圧（mmHg）				NS
拡張期血圧（mmHg）				NS
BMI（kg/m^2）				NS
eGFR（mL/分/1.73m^2）			−4.1（−6.8 to −1.4）	0.0031
FMD（%）			−1.2（−1.5 to −0.9）	＜0.0001
CRP（mg/dL）			1.0（0.8 to 1.2）	0.0102
TNF α（pg/mL）			0.4（0.2 to 0.6）	0.0201

NS：有意差なし，空白：略，FMD：血流依存性血管拡張反応

（D'Aiuto F, et al. Systemic effects of periodontitis treatment in patients with type 2 diabetes: a 12 month, single-centre, investigator-masked, randomised trial. Lancet Diabetes Endocrinol 2018;6:954-965[4] より作成）

2. 因果律？

表2　12カ月後のHbA1c両群間差との関連性

	相関係数 (R)	標準化偏回帰係数 (β)
歯周ポケットの深さ (プロービング法)	0.2 (p = 0.0074)	0.28 (0.08 to 0.48)
CRP	0.2 (p = 0.0014)	0.05 (0.01 to 0.08)
TNF α	0.2 (p = 0.0013)	0.06 (0.01 to 0.14)

(D' Aiuto F, et al. Systemic effects of periodontitis treatment in patients with type 2 diabetes: a 12 month, single-centre, investigator-masked, randomised trial. Lancet Diabetes Endocrinol 2018;6:954-965[4] より作成)

Step4 ┃ 臨床的意義の評価

歯周炎に対する強化介入により長期的に血糖コントロールが有意に改善し，糖尿病合併症のリスクが低減することが示唆された．

エビデンス解体

総評

慢性炎症は，2型糖尿病の病態における主要な機序の一つとされています．本研究は，1年間の介入によって炎症マーカーも低下し，糖尿病合併症リスクも低減することを示唆した点で，病態生理学的にも臨床的にも意義が大きいでしょう．QOLも評価している点も臨床的価値があるでしょう．

ただし，歯周炎改善による HbA1c 低下への寄与率（$R^2 = 0.04$）は統計学的に有意ではあっても微々たるものなので，むしろ多因子の統合的改善によって血糖コントロールが改善したことが推測されます．

ピットフォール

治療者に対する治療内容盲検化は事実上不可能なので，情報バイアスを完全に排除することはできません．この点は限界点として割り引いて解釈する必要があります．

二次エンドポイントでは血糖コントロールと多くの因子との有意な関連性が算出されましたが，いずれも寄与率は低く，検定多重性制御（各論1-2-5コラム参照）もなされていないため，各因子のインパクトはかなり小さい印象です．

本来，検定の多重性への対策を事前に設定していない場合は，二次エンドポ

051

イントは仮説を提唱するオマケです．多重性により統計学的有意差の偽陽性が増えます．この試験では多重性が調整されていないだけでなく，20項目以上が二次エンドポイントとして設定されていたので，二次エンドポイントの1項目以上に有意差が偶然出てくる確率（有意水準を p = 0.05 とする）は60％以上となるため，仮説の探究にすぎないでしょう．

糖尿病患者では歯周病リスクが高いことが，国内外で確認されています[5]．今回の研究では英国の一施設での介入であったため，対象者のバイアスが残存していて一般性に乏しい可能性があります．他施設での再現性の確認が必要でしょう．

結語

歯周炎の治療により，HbA1c には1年後に2群間で0.6％有意な差が出ました．この差は，経口血糖降下薬1剤による低下度に匹敵するものです[6]．長期にわたってこの効果が持続するなら，糖尿病患者の歯周炎合併リスク[5]を勘案すると，合併症予防の点で多大な効果が期待できそうです．長期的な介入結果が待ち望まれます．

［推薦図書］

1 医科歯科相互連携でもっとうまくいく！ 糖尿病・歯周病診療．能登洋，岩田隆紀（編，著）．金芳堂；2024.

2 能登 洋著．スッキリわかる！臨床統計はじめの一歩 改訂版：羊土社；2018.

相関と因果の違い

相関があるからといって必ずしも因果関係にあるとは限りません．RCT でのみ因果関係が実証されます（RCT 実施不可能な場合は少なくありませんが）．下記項目を明確に説明できるようにしましょう（推薦図書 2 参照）．

- 相関 vs. 因果
- 相関 vs. 回帰
- 単回帰 vs. 重回帰
- 多変量解析
- 相関検定法
- 係数 R (r), b, β

※参考文献
1. 日本糖尿病・生活習慣病ヒューマンデータ学会．糖尿病標準診療マニュアル 2024（一般診療所・クリニック向け）．★毎年 4 月に改訂．http://human-data.or.jp 2024 年．
2. 日本糖尿病学会．糖尿病診療ガイドライン 2024：南江堂；2024．
3. 日本歯周病学会．糖尿病患者に対する歯周治療ガイドライン 2023 改訂第 3 版：医歯薬出版株式会社；2023．
4. D'Aiuto F, et al. Systemic effects of periodontitis treatment in patients with type 2 diabetes: a 12 month, single-centre, investigator-masked, randomised trial. Lancet Diabetes Endocrinol 2018;6:954-965.
5. Morita I, et al. Relationship between periodontal status and levels of glycated hemoglobin. J Dent Res 2012;91:161-166.
6. Monami M, et al. Comparison of different drugs as add-on treatments to metformin in type 2 diabetes: a meta-analysis. Diabetes Res Clin Pract 2008;79:196-203.

① 糖尿病治療 | **(2) 血糖管理／糖尿病治療薬／全薬比較**

3. 十把一絡げ？

　メタアナリシスは，複数のエビデンスを統合解析して精度の高い結果を算出する統計学手法です．多くの診療ガイドラインにおいて，質の高い RCT のメタアナリシスは至高のエビデンスレベルとして位置づけられています．糖尿病治療薬に伴う死亡リスクのネットワーク・メタアナリシス[1]を検証してみましょう．

エビデンス

Comparative Effectiveness of Glucose-Lowering Drugs for Type 2 Diabetes: A Systematic Review and Network Meta-analysis[1]

エビデンス吟味

Step1　クリニカルクエスチョンの定式化

・**P（患者）**：2型糖尿病患者
・**I（介入）**：各種糖尿病治療薬
・**C（比較対照）**：他種糖尿病治療薬・プラセボ
・**O（アウトカム）**：HbA1c 低下度・死亡・心血管イベント

Step2　妥当性のチェック

・デザイン：総431件の RCT のネットワーク・メタアナリシス
・異質性（heterogeneity）：HbA1c，糖尿病性網膜症，下肢切断に関する解析以外では異質性は認めなかった．
・COI：**資金源は糖尿病治療薬製造業 A 社による無制限教育的助成金**

Step3　信頼性のチェック

・代用エンドポイント：HbA1c 変化（対プラセボ）
　単剤の場合もメトホルミンに上乗せする場合も，各薬剤により HbA1c は有

意に低下した．特にGLP-1受容体作動薬とインスリン製剤による低下度が大きかった（詳細略）．
- 臨床的エンドポイント：死亡・心血管イベントのリスク（**メトホルミンへの上乗せ**．対プラセボ）
- 心血管**低**リスク患者
いずれのリスクも薬剤間に臨床的な差はなかった（図1）．
- 心血管**高**リスク患者
GLP-1受容体作動薬（経口剤・皮下注射剤）・SGLT2阻害薬により有意に総死亡および心血管死亡リスクが低下した（図2）．
GLP-1受容体作動薬（皮下注射剤）により脳卒中のリスクが低下した．
SGLT2阻害薬により心不全入院と末期腎臓病のリスクが低下した．

図1　**低リスク者での全死亡リスク（プラセボと比較したネットワーク・アナリシス）**

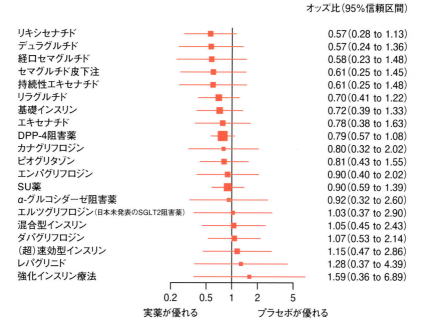

(Tsapas A, et al. Comparative Effectiveness of Glucose-Lowering Drugs for Type 2 Diabetes: A Systematic Review and Network Meta-analysis. Ann Intern Med 2020;173:278-286[1] より作成)

図2 高リスク者での全死亡リスク（プラセボと比較したネットワーク・アナリシス）

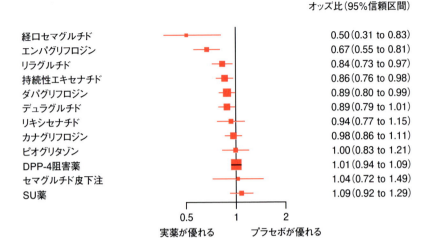

(Tsapas A, et al. Comparative Effectiveness of Glucose-Lowering Drugs for Type 2 Diabetes: A Systematic Review and Network Meta-analysis. Ann Intern Med 2020;173:278-286[1] より作成)

GLP-1受容体作動薬（セマグルチド射剤）により糖尿病性網膜症リスクが増加し，SGLT2阻害薬（カナグリフロジン）により下肢切断のリスクが増加した（筆者注：この2点については，否定的なエビデンスも登場してきています）．

Step4 臨床的意義の評価

心血管高リスク患者において，**メトホルミンへの上乗せ薬として** GLP-1アナログ製剤とSGLT2阻害薬は全死亡リスク低下に有用である．

エビデンス解体

総評

ネットワーク・メタアナリシスでは，複数の比較試験を組み合わせて**間接的**に総当り比較します．例えば，プラセボとX薬，プラセボとY薬の比較試験しか存在しなくても，プラセボを支点としてX薬とY薬をバーチャルに比較する

3. 十把一絡げ？

図3　ネットワーク・メタアナリシスの仕組み

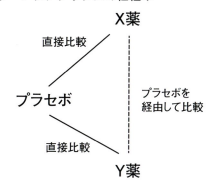

ことができます（図3）．この研究では，プラセボと21剤の計22剤が総当り比較されました．

糖尿病治療薬に関しては，実薬同士の比較試験は稀少であるため，推算値ではあるものの，実薬間の比較ができる点で臨床的に有用でしょう．

また，本研究ではHbA1cという代用エンドポイントだけでなく**臨床的エンドポイント**も究明しており，さらに，心血管リスクの高低で分けて解析した点でも臨床的実用性が高いでしょう．結果は，2剤間を比較した過去のメタアナリシスと概ね合致していました．

ピットフォール（推薦図書参照）

このメタアナリシスは統計学的・数学的にはかなりの高得点かもしれませんが，**盲信するのは危険**です．メタアナリシスは多くの情報が集約され精度が高まる一方，**個々の情報を見落とすリスクが高まります**．論文とオンライン補足資料を精読しましょう．

追跡期間

約9割の研究は追跡期間が**52週以下**で，最長の追跡期間は514週でした．総死亡リスクを顕著に低下させた経口セマグルチド（図2）の研究の**最長追跡期間は僅か78週**でした．HbA1c変化や心不全入院リスクは比較的短期間で変動が明確になりますが，死亡リスクは長期にわたる追跡期間でないと臨床的に妥当な結論は出せません．この結果は**大きく割り引いて解釈する必要があります**．

各論 エビデンスを斬る！

① 糖尿病治療　(2) 血糖管理／糖尿病治療薬／全薬比較

糖尿病診療を正しく導くエビデンスの批判的吟味とその活かし方

薬剤投与量

　経口薬は投薬量が限定的なことが多いのですが，特にインスリンに関しては事実上，無制限に増量可能です．各薬剤の HbA1c 低下度を用量不問で比較するのは臨床的にナンセンスでしょう．

妥当性

　死亡・心血管イベントに関しては異質性が認められませんでした．ただし，多くの研究は海外で実施されたものなので，ベースラインの心血管リスクが低い日本人においても同様の結果が得られるかは未知数です．日本での投与承認量が異なる薬剤も少なくありません．一方，異質性の高かったアウトカムについては強固な結論は出せません．

　研究資源は製薬企業からの無制限教育的助成金ですが，その企業はこの研究には直接は参画しなかったと記載されています．

信頼性

　統合オッズ比の値だけでなく，信頼区間も確認する必要があります．特に，低リスク患者における総死亡リスクの結果（図1）では，ほとんどの薬剤の信頼区間幅は広大なので，この結果の信頼性（確実性・再現性）はかなり低値です．

結語

　斬新・予想外の結果はありませんでした．一方，現存する種々のエビデンスの不足点やバイアスがあらためて浮き彫りになりました．メタアナリシスは，問題点の再認識につながる点でも有用です．

[推薦図書]

能登 洋著. スッキリわかる！臨床統計はじめの一歩 改訂版：羊土社；2018.

※参考文献

1. Tsapas A, et al. Comparative Effectiveness of Glucose-Lowering Drugs for Type 2 Diabetes: A Systematic Review and Network Meta-analysis. Ann Intern Med 2020;173:278-286.

058

① **糖尿病治療** ｜ (2) 血糖管理／糖尿病治療薬／メトホルミン

4. 理論 vs 現実

　メトホルミンは国内でも2型糖尿病の第一選択薬として挙げられています[1, 2]. メトホルミンのエビデンスは肥満度の高い欧米人を対象としたものが主体ですが, 欧米人糖尿病とは「病態が異なる」とされるアジア人糖尿病に対しても, はたしてその効果はあるのでしょうか？　メトホルミンとSU薬の臨床的アウトカムを比較したRCTを検証してみましょう.

エビデンス

　Effects of Metformin Versus Glipizide on Cardiovascular Outcomes in Patients With Type 2 Diabetes and Coronary Artery Disease[3]

エビデンス吟味

Step1 ｜ クリニカルクエスチョンの定式化

・**P（患者）**：冠動脈疾患既往のある中国人2型糖尿病患者

　総数　304例（女性22％）

　平均年齢　63歳

　平均HbA1c　7.6％

　平均BMI　25

・**I（治療）**：メトホルミン1,500mg/日

・**C（比較対照）**：SU薬（グリピジド30mg/日）

・**O（アウトカム）**：主要心血管イベント・総死亡（複合エンドポイント）

Step2 ｜ 妥当性のチェック

・デザイン：RCT

・盲検化：あり

・追跡期間：5.0年（中央値）, 追跡率：100％, 遵守率：79％

| | | (2) 血糖管理／糖尿病治療薬／メトホルミン

Step3　信頼性のチェック

・代用エンドポイント

　到達 HbA1c はメトホルミン群 7.0％，SU 薬群 7.1％で，有意差を認めなかった．SU 薬群では体重増加を認めたが，メトホルミン群では体重減少を認めた．

・一次エンドポイント

　SU 薬群よりメトホルミン群の方が有意に低かった（表1）．

・総死亡・低血糖は 2 群間で有意差を認めなかった．

Step4　臨床的意義の評価

　メトホルミンは SU 薬と比較してアジア人の大血管症・死亡のリスクを有意に低下させた．5 年当たりの NNT（絶対リスク低下の逆数）は約 10 人であった．

エビデンス解体

総評

　アジア人の 2 型糖尿病の病態は，インスリン抵抗性よりもインスリン分泌不全が主体であるとされていますが，インスリン抵抗性改善作用のあるメトホルミンの臨床的有効性（心血管イベント予防と体重減少）と安全性をアジア人で実証した点で，この研究は臨床的・病態生理学的意義が大きいでしょう．

　NNT は約 10 人ですので，**臨床的インパクトも比較的大**です．血糖降下は両群で同程度でしたので，メトホルミンの直接の心血管保護作用が示唆されます．

　エビデンスレベルは劣りますが，日本人を対象とした観察研究でもメトホルミンは SU 薬と比較して心血管イベントリスク（1 次＋2 次予防および 2 次予防）

表1　一次エンドポイントの結果

	メトホルミン群	SU 薬群	ハザード比 (95% CI)，P 値	絶対リスク低下
主要心血管イベント・総死亡	25.0%	35.1%	0.54 (0.30−0.90) P＝0.026	10.1%

(Hong J, et al. Effects of metformin versus glipizide on cardiovascular outcomes in patients with type 2 diabetes and coronary artery disease. Diabetes Care 2013;36:1304-1311[3] より作成)

が有意に低値であることが示されています（各ハザード比 0.60，0.57）[4]．なお，この研究では α-グルコシダーゼ阻害薬，チアゾリジン薬，グリニド系薬，DPP-4 阻害薬はいずれも SU 薬と比較して有意差はありませんでした[4]．

メトホルミンに関する相対リスク低下度は日[4]中[3]英[5]で同程度であり，メトホルミンの臨床的有効性の普遍性が確認できます．中国人対象のこの研究も日本人対象の研究も知名度はまだ高くありませんが，「灯台もと暗し」とならないようなアクティブな情報収集を心がけましょう．

病態理論上は，日本人にはインスリン分泌作用薬のほうが適応性が高そうですが，**エビデンスに支持される実臨床は必ずしも予測通りではないことが判明しました**．そのため，このエビデンスにより日本人患者に対する薬物選択におけるメトホルミンの優先度[1]が支持されます（総論 2-2 参照）．

妥当性の鑑定

この研究のバイアス・限界として次の点に気を付け，**過大解釈しないようにする**ことが重要です．

- 主要心血管イベントの**定義は曖昧**なので，他のエビデンスと比較する際には各要素にも目を通す必要があります．この研究では，総死亡を含めて有意差が出ています．
- 盲検化された RCT で追跡期間も適切ではありますが，**遵守率が高くはない**ため妥当性が若干低下します．

※参考文献
1. 日本糖尿病・生活習慣病ヒューマンデータ学会．糖尿病標準診療マニュアル 2024（一般診療所・クリニック向け）．★毎年 4 月に改訂．http://human-data.or.jp 2024 年.
2. 日本糖尿病学会コンセンサスステートメント策定に関する委員会．2 型糖尿病の薬物療法のアルゴリズム（第 2 版）．糖尿病 2023：66：715-733.
3. Hong J, et al. Effects of metformin versus glipizide on cardiovascular outcomes in patients with type 2 diabetes and coronary artery disease. Diabetes Care 2013;36:1304-1311.
4. Tanabe M, et al. Reduced vascular events in type 2 diabetes by biguanide relative to sulfonylurea: study in a Japanese Hospital Database. BMC Endocr Disord 2015;15:49.
5. Effect of intensive blood-glucose control with metformin on complications in overweight patients with type 2 diabetes (UKPDS 34). UK Prospective Diabetes Study (UKPDS) Group. Lancet 1998;352:854-865.

① 糖尿病治療　**(2) 血糖管理／糖尿病治療薬／SU 薬**

5. 新旧薬の相克？

　SU 薬と比較して DPP-4 阻害薬のほうが，低血糖リスクが少なく，腎機能低下者にも比較的安全に使用可能な薬剤です．しかし，DPP-4 阻害薬は理論上期待されたような大血管症（心血管疾患）抑制効果は実証されていません[1-4]（各論1-2-6参照）．今回は SU 薬を対照とした DPP-4 阻害薬の RCT を検証してみましょう．

エビデンス

Effect of Linagliptin vs Glimepiride on Major Adverse Cardiovascular Outcomes in Patients With Type 2 Diabetes The CAROLINA Randomized Clinical Trial[5]

エビデンス吟味

Step1　クリニカルクエスチョンの定式化

・**P（患者）**：心血管疾患高リスクの2型糖尿病患者（インスリン非使用）
　総数　6,033例（女性40％）
　平均年齢　64.0歳
　平均 BMI　30.1
　平均 HbA1c　7.2％
　糖尿病罹患期間（中央値）　6.3年
　心血管疾患既往　42％
・**I（介入）**：標準治療にリナグリプチン5mg/日を上乗せ投与
・**C（比較対照）**：標準治療にグリメピリドを上乗せ投与（1mg/日から開始し，4週ごとに最大4mg/日にまで増量）
・**O（アウトカム）**：
　一次エンドポイント
　　主要心血管イベント（心血管死・非致死性心筋梗塞・非致死性脳卒中）（複

062

5. 新旧薬の相克？

合エンドポイント）

二次エンドポイント

「筆頭」：心血管死・非致死性心筋梗塞・非致死性脳卒中・不安定狭心症入院（複合エンドポイント）

「第2」，「第3」：HbA1c＜7.0％達成率（詳細略）

その他：総死亡，心血管死，非致死性心筋梗塞，非致死性脳卒中，不安定狭心症入院，代謝関連指標

Step2 | 妥当性のチェック

・デザイン：RCT
・盲検化：あり（ダブルダミー薬使用）
・追跡期間：6.3年（中央値），完遂率：96.0％，追跡率：99.3％
・服薬中断率：**38.2％（薬剤有害事象による中断14.3％）**：いずれも両群で同等
・解析：ITT解析
・検定多重性制御：階層的検定（コラム参照）など
・COI：**資金源は本剤製造企業であり，複数社員が研究者として参画**

Step3 | 信頼性のチェック

・代用エンドポイント（代謝関連指標）

両群間でHbA1c変化値に有意差はなかった．空腹時血糖値・血圧・脂質に関しても有意差はなかった．

リナグリプチン群では体重は漸減した．グリメピリド群では初期に体重が増加したが，その後に低下した．最終的に前者の体重のほうが1.54kg（95％ CI 1.28-1.80）低値になった．

・一次エンドポイント（**表1**）

主要心血管イベント（仮説**検証**）に関してはプラセボと比較して**非劣性であり，かつ優越性は認めなかった**．各項目のリスク（仮説**探究**）も概ね同等であった．サブグループ解析（仮説**探究**）では異質性は概ね認めなかった．

・「筆頭」二次エンドポイント（一次エンドポイントに有意差を認めなかったため，仮説**提唱**にとどまる）

各論 ① 糖尿病治療 (2) 血糖管理／糖尿病治療薬／SU 薬

表1　CAROLINA の結果

	リナグリプチン群 3,023例	グリメピリド群 3,010例	ハザード比 (95% CI)	判定
一次エンドポイント				
心血管死・非致死性心筋梗塞・非致死性脳卒中	11.8%	12.0%	0.98 (0.84 − 1.14)	非劣性（P＜0.001）だが優越性なし（P＝0.76）
一次エンドポイントの各要素（仮説探究）				
心血管死 非致死性心筋梗塞 非致死性脳卒中	4.3% 4.7% 2.8%	4.2% 4.6% 3.4%		探究的解析のため ハザード比・P 値報告なし
その他				
総死亡	10.2%	11.2%	0.91 (0.78 − 1.06)	探究的解析のため P 値報告なし
重症低血糖	0.07件／100人年	0.45件／100人年	0.15 (0.08 − 0.29)	P＜0.001

（Rosenstock J, et al. Effect of Linagliptin vs Glimepiride on Major Adverse Cardiovascular Outcomes in Patients With Type 2 Diabetes: The CAROLINA Randomized Clinical Trial. JAMA 2019;322:1155-1166[5] より作成）

有意差を認めなかった.

・総死亡（**表1**）

両群間で有意差を認めなかった.

・有害事象（**表1**）

重篤な有害事象の頻度に有意差はなかった.

低血糖リスクはリナグリプチン群のほうが有意に低かった. サブグループ解析（仮説**探究**）では異質性は概ね認めなかった.

Step4　臨床的意義の評価

主要心血管イベントのリスクはリナグリプチンとグリメピリドで有意差を認めなかった. しかし，低血糖や体重増加のリスクの点で前者のほうが有用性が高い可能性が示された.

エビデンス解体

妥当性の鑑定

まずは，研究の妥当性を鑑定しましょう．ダブルダミー薬物を使用した RCT であり，情報バイアス・交絡バイアスは小さいでしょう．一次エンドポイントにはソフトエンドポイントが使用されていないため，測定バイアスも小さい印象です．しかし，追跡率こそ高いものの，服薬中断率がかなり高値であったことは統計学的にも臨床的にも無視できません．グリメピリド（またはそのプラセボ）を少量固定にしておけば，服薬レジメンがシンプルになって遵守率低下回避につながったかもしれません（ポリファーマシーの影響の可能性）．さらに，COI を鑑みると，エビデンスレベルは最高とは言い難いでしょう．

対象者は，インスリンを使用していない肥満者が主体でした．一般に，痩せ型が多くインスリン分泌能低下が病態の主体とされる日本人や，インスリン使用者にもそのままこの結果が適用できるかは未知数です．

SU 薬悪者伝説？

本試験は，インスリン分泌促進薬同士を比較した臨床的に意義のあるネガティブスタディです．既に DPP-4 阻害薬がプラセボと比較して心血管リスクの点で非劣性ですから[6]，SU 薬の影響も同様にニュートラルだと推測されます．以前の RCT でも，SU 薬により心血管疾患リスクが低減する可能性[7]やピオグリタゾンと有意差がない[8]ことが示されています（総論2-2参照）．とかく敬遠されがちな SU 薬ですが，見方を変えると心血管疾患リスクに関してはまだまだ SU 薬（特にグリメピリドとグリクラジド[9]）は捨てたものではないでしょう（「not guilty」）．もちろん，低血糖リスクを回避するために少量投与に留めることが鉄則ではあるのは論を俟たないことですが．

本研究では，対象者の血糖コントロールはさほど悪くなかったので，グリメピリドをもっと少量の0.5mg/日から投与開始して漸増[9]していれば，低血糖の相対リスクはこれほど高くはなかった可能性があります．

DPP-4 阻害薬の位置づけ（総論 2-2，各論 1-2-6 参照）

またしても期待が外れ，DPP-4 阻害薬による心血管イベント抑制効果は実証

されませんでした[1-5]．再現性がありクラスエフェクトが存在するでしょう．「心血管安全性」の定義として非劣性マージン（許容範囲上限）が1.3というのは，臨床的には釈然としません．「非劣性」はあくまでも「危険ではなさそう」程度に解釈すべきでしょう．

しかし，理論や他の研究結果[10-12]も鑑みて低血糖リスクを勘案すると，**DPP-4阻害薬のほうがSU薬より優先順位が高い**[9]ことには，揺らぎがありません．

階層的検定1（図a）

　検定を積み重ねていく（多重検定）と，偶然に有意差が出る（偽陽性）可能性が高まります．そのリスクを回避する手段のひとつが階層的検定で，図aのステップで仮説検証目的の検定を進めます．途中，有意差を認めなかった時点で検証解析は終了します（本研究は色文字の結果でした）．二次エンドポイントは元来，仮説を「提唱」する「オマケ」の位置づけですが，最近では，事前に設定した階層的検定手順によって仮説を「実証」するエビデンスが増えてきています．なお，本研究での各項目の解析やサブグループ解析は仮説探究目的（検定多重性制御なし）です．

図a　階層的検定の流れ

```
┌─────────────────────────┐
│  一次エンドポイント（仮説検証）  │   …確定
│  MACE 非劣性検定（マージン1.3） │
└─────────────────────────┘
          ↓ 非劣性確定なら
┌─────────────────────────┐
│  一次エンドポイント（仮説検証）  │   …有意差認めず
│  MACE 優越性検定             │
└─────────────────────────┘
          ↓ 優越性確定なら
```

5. 新旧薬の相克？

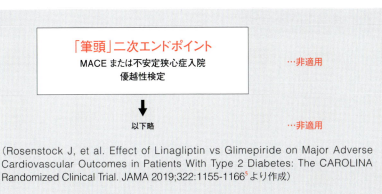

(Rosenstock J, et al. Effect of Linagliptin vs Glimepiride on Major Adverse Cardiovascular Outcomes in Patients With Type 2 Diabetes: The CAROLINA Randomized Clinical Trial. JAMA 2019;322:1155-1166[5] より作成)

※参考文献

1. Scirica BM, et al. Saxagliptin and cardiovascular outcomes in patients with type 2 diabetes mellitus. N Engl J Med 2013;369:1317-1326.
2. Rosenstock J, et al. Effect of Linagliptin vs Placebo on Major Cardiovascular Events in Adults With Type 2 Diabetes and High Cardiovascular and Renal Risk: The CARMELINA Randomized Clinical Trial. JAMA 2019;321:69-79.
3. Green JB, et al. Effect of Sitagliptin on Cardiovascular Outcomes in Type 2 Diabetes. N Engl J Med 2015;373:232-242.
4. White WB, et al. Alogliptin after acute coronary syndrome in patients with type 2 diabetes. N Engl J Med 2013;369:1327-1335.
5. Rosenstock J, et al. Effect of Linagliptin vs Glimepiride on Major Adverse Cardiovascular Outcomes in Patients With Type 2 Diabetes: The CAROLINA Randomized Clinical Trial. JAMA 2019;322:1155-1166.
6. 日本糖尿病・生活習慣病ヒューマンデータ学会．糖尿病標準診療マニュアル2024（一般診療所・クリニック向け）．★毎年4月に改訂．http://human-data.or.jp　2024年．
7. Stratton IM, et al. Association of glycaemia with macrovascular and microvascular complications of type 2 diabetes (UKPDS 35): prospective observational study. BMJ 2000;321:405-412.
8. Vaccaro O, et al. Effects on the incidence of cardiovascular events of the addition of pioglitazone versus sulfonylureas in patients with type 2 diabetes inadequately controlled with metformin (TOSCA.IT): a randomised, multicentre trial. Lancet Diabetes Endocrinol 2017;5:887-897.
9. 日本糖尿病・生活習慣病ヒューマンデータ学会（第13版までは国立国際医療研究センター）．糖尿病標準診療マニュアル（一般診療所・クリニック向け）第15版　http://human-data.or.jp．2019年．
10. Amate JM, et al. Effectiveness and safety of glimepiride and iDPP4, associated with metformin in second line pharmacotherapy of type 2 diabetes mellitus: systematic review and meta-analysis. Int J Clin Pract 2015;69:292-304.
11. Morgan CL, et al. Combination therapy with metformin plus sulphonylureas versus metformin plus DPP-4 inhibitors: association with major adverse cardiovascular events and all-cause mortality. Diabetes Obes Metab 2014;16:977-983.
12. Ou SM, et al. Effects on Clinical Outcomes of Adding Dipeptidyl Peptidase-4 Inhibitors Versus Sulfonylureas to Metformin Therapy in Patients With Type 2 Diabetes Mellitus. Ann Intern Med 2015;163:663-672.

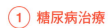

① 糖尿病治療　(2) 血糖管理／糖尿病治療薬／DPP-4 阻害薬

6. 大山鳴動して鼠一匹

　食後高血糖を低下させるが空腹時低血糖リスクが小さい，体重増加をきたさない，「極めて生理的な新薬」など発売当初は期待が先行し，一大センセーションを起こしたDPP-4阻害薬．この論文の発表まで心血管アウトカムを評価したRCTは3件[1-3]ありましたが，いずれもネガティブスタディでした．今回は，リナグリプチンに関するRCT[4]（プラセボ対照）を検証してみましょう．

エビデンス

Effect of Linagliptin vs Placebo on Major Cardiovascular Events in Adults With Type 2 Diabetes and High Cardiovascular and Renal Risk: The CARMELINA Randomized Clinical Trial[4]

エビデンス吟味

Step1　クリニカルクエスチョンの定式化

- **P（患者）**：心血管疾患・腎疾患高リスクの2型糖尿病患者

　総数　6,979例（女性37％）

　平均年齢　65.9歳

　平均HbA1c　8.0％

　平均BMI　31.4

　心血管疾患既往　57％

　腎疾患既往　74％

　平均eGFR　54.6mL/分/1.73m^2，尿中ACR　>30mg/g 80.1％

- **I（介入）**：標準治療（メトホルミンをベース）にリナグリプチン5mg/日を上乗せ投与
- **C（比較対照）**：標準治療にプラセボを上乗せ投与
- **O（アウトカム）**：

一次エンドポイント

　主要心血管イベント（心血管死・非致死性心筋梗塞・非致死性脳卒中）（複合エンドポイント）

二次エンドポイント

　腎不全死・末期腎不全・eGFRが基礎値の40％以上低下

Step2 ｜ 妥当性のチェック

- デザイン：RCT
- 盲検化：あり
- 追跡期間：2.2年（中央値），完遂率：98.7％，追跡率：99.7％
- 服薬遵守率：74.4％
- 解析：ITT解析（服薬率0％の対象者は除外）
- 検定多重性制御：逐次棄却多重検定（コラム参照）
- COI：**資金源は本剤製造企業であり，複数社員が研究者として参画**

Step3 ｜ 信頼性のチェック

- 代用エンドポイント（心血管疾患リスクファクター）

　実薬群ではプラセボ群と比較しHbA1cは期間中平均0.36（95％ CI：0.29-0.42）％，有意に低値であった．

- 一次エンドポイント（仮説**検証**）（**表1**）

　プラセボと比較して**非劣性であり，かつ優越性は認めなかった**．各項目のリスクもほぼ同等であった．

- サブグループ解析（仮説**探究**）

　異質性は概ね認めなかった．

- 二次エンドポイント（仮説**提唱**）（**表1**）

　腎アウトカムに有意差はなかった．

- **探究的**アウトカム

　総死亡や心不全入院のリスクに有意差がなかった（**表1**）．

　実薬群ではインスリン導入者や使用インスリンの増量者が有意に少なかった（ハザード比0.72，95％ CI 0.65-0.81，p＜0.001）．

- 有害事象（**表1**）

各論 ① 糖尿病治療 ／ (2) 血糖管理／糖尿病治療薬／DPP-4 阻害薬

表1 CARMELINA の結果

	実薬群	プラセボ群	ハザード比 (95% CI)	P 値
一次エンドポイント				
心血管死・非致死性心筋梗塞・ 非致死性脳卒中	12.4%	12.1%	1.02 (0.89－1.17)	非劣性＜ 0.001 優越性 0.74
二次エンドポイント				
腎アウトカム	9.4%	8.8%	1.04 (0.89－1.22)	0.62
予備的エンドポイント				
総死亡	10.5%	10.7%	0.98 (0.84－1.13)	0.74
心不全入院	6.0%	6.5%	0.90 (0.74－1.08)	0.26
有害事象				
全般	77.2%	78.1%		
低血糖	29.7%	29.4%		
急性膵炎	0.3%	0.1%		
がん（膵臓がん）	3.3 (0.3) %	3.8 (0.1) %		

(Rosenstock J, et al. Effect of Linagliptin vs Placebo on Major Cardiovascular Events in Adults With Type 2 Diabetes and High Cardiovascular and Renal Risk: The CARMELINA Randomized Clinical Trial. JAMA 2019;321:69-79[4] より作成)

低血糖や急性膵炎やがんの発生率は同等であった．

Step4 臨床的意義の評価

　主要心血管イベントに関するリナグリプチンのベネフィットは認めなかった．インスリン使用抑制につながる可能性はある．

エビデンス解体

総評

　本研究は，先行する RCT と比較して腎疾患高リスク患者が多いことが特徴です．主要心血管イベント・腎アウトカムに関する**ベネフィットは認めません**でしたが，リナグリプチンは腎臓病患者でも低血糖リスクは増えずインスリン

使用に関するベネフィットがあることが示唆されました．DPP-4阻害薬で懸念されていた心不全リスク増加も認めませんでした．

妥当性の鑑定

　盲検化されたRCTであるためデザイン上は内的妥当性が高いのですが，実際には両群とも服薬遵守率が非常に低かった点で臨床的問題点が残ります．DPP-4阻害薬は服薬回数が少ないことが服薬遵守率において優れているはずですが，RCT参加者でさえこの程度ですので，リアルワールドでの服薬率はそれ以下である可能性が否定できません．

　本試験の主目的は，米食品医薬品局（FDA）が2008年以降に要求している「心血管安全性を非劣性試験で実証すること」です．そのため，このような心血管アウトカム試験（cardiovascular outcome trial：CVOT）は優越性を実証できるようにはデザインされていないという印象があるかもしれませんが，本研究ではデザイン段階で優越性検証もできるように設計されています．しかも，適切な検定多重性制御（各論1-2-5コラム参照）が事前に設定されており解析手順は妥当でしょう．ただし，本文でも随所に明記されているように，予備的エンドポイントや検定多重性未制御の解析はあくまでも仮説探求に過ぎないことに留意しましょう．

　安全性については，低血糖リスクや発がんリスクの有意差はなかったものの，追跡期間が短いため長期的な安全性は未確定です．

DPP-4阻害薬の位置づけ（総論2-2参照）

　複数のRCT[1-5]で，大血管症に対するベネフィットもリスクも実証されていません（表2）．再現性があり，クラスエフェクトが存在するでしょう．「心血管安全性」が宣伝文句にされていることが多々ありますが，「安全性」の定義として非劣性マージン（許容範囲上限）が1.3というのは，臨床的には釈然としません．あくまでも「危険ではなさそう」程度に解釈すべきでしょう．血管アウトカムの点でDPP-4阻害薬の優先度はメトホルミンより「劣性」であり，体重への影響や低血糖リスクの少なさでは「同等」ですが，腎機能が低下している場合やポリファーマシー回避が重要な場合ではむしろ第一選択となるでしょう[6]．

① 糖尿病治療 | (2) 血糖管理／糖尿病治療薬／DPP-4 阻害薬

表2 DPP-4阻害薬ラインナップ

一般名	シタグリプチン	ビルダグリプチン	アログリプチン	リナグリプチン	テネリグリプチン	アナグリプチン	サキサグリプチン	トレラグリプチン	オマリグリプチン
商品名	ジャヌビア・グラクティブ	エクア	ネシーナ	トラゼンタ	テネリア	スイニー	オングリザ	ザファテック	マリゼブ
通常量 腎機能障害なし／軽度	50mg	100mg	25mg	5mg	20mg	200mg	5mg	100mg 週に1回	25mg 週に1回
通常量 腎機能障害中等度	25mg	50mg	12.5mg	5mg	20mg	200mg	5mg	50mg 週に1回	25mg 週に1回
通常量 腎機能障害高度(eGFR＜30)／末期腎不全	12.5mg	50mg	6.25mg	5mg	20mg	100mg	2.5mg	25mg 週に1回	12.5mg 週に1回
大血管症エビデンス*	△		△	△			△		(△*)

*△リスク低下は実証されていない。( )中途打ち切りのため判定保留。空欄：出版エビデンスなし。
(日本糖尿病・生活習慣病ヒューマンデータ学会．糖尿病標準診療マニュアル2024(一般診療所・クリニック向け)．http://human-data.or.jp 2024[6]より作成)

6. 大山鳴動して鼠一匹

逐次棄却多重検定（図a）

第一ステップを突破（非劣性確定）したら，第二ステップに駒を進め，まず主要心血管イベントについては片側 $α = 0.5\%$，腎疾患については片側 $α = 2.0\%$ で検定．いずれかで有意差を認めれば，他者について片側 $α = 2.5\%$（リサイクル）で検定．結果としては**二次エンドポイントの両者とも有意差を認めませんでした**．

図a 逐次棄却多重検定の流れ

一次エンドポイント（仮説検証）
MACE 非劣性検定（マージン1.3）

↓ 非劣性確定なら

一次エンドポイント（仮説検証）
MACE 優越性検定

および

二次エンドポイント（仮説提唱）
腎アウトカム 優越性検定

(Rosenstock J, et al. Effect of Linagliptin vs Placebo on Major Cardiovascular Events in Adults With Type 2 Diabetes and High Cardiovascular and Renal Risk: The CARMELINA Randomized Clinical Trial. JAMA 2019;321:69-79[4] より作成)

※参考文献
1. Scirica BM, et al. Saxagliptin and cardiovascular outcomes in patients with type 2 diabetes mellitus. N Engl J Med 2013;369:1317-1326.
2. Green JB, et al. Effect of Sitagliptin on Cardiovascular Outcomes in Type 2 Diabetes. N Engl J Med 2015;373:232-242.
3. White WB, et al. Alogliptin after acute coronary syndrome in patients with type 2 diabetes. N Engl J Med 2013;369:1327-1335.
4. Rosenstock J, et al. Effect of Linagliptin vs Placebo on Major Cardiovascular Events in Adults With Type 2 Diabetes and High Cardiovascular and Renal Risk: The CARMELINA Randomized Clinical Trial. JAMA 2019;321:69-79.
5. Gantz I, et al. A randomized, placebo-controlled study of the cardiovascular safety of the once-weekly DPP-4 inhibitor omarigliptin in patients with type 2 diabetes mellitus. Cardiovasc Diabetol 2017;16:112.
6. 日本糖尿病・生活習慣病ヒューマンデータ学会．糖尿病標準診療マニュアル2024（一般診療所・クリニック向け）．★毎年4月に改訂．http://human-data.or.jp 2024年．

① 糖尿病治療　(2) 血糖管理／糖尿病治療薬／イメグリミン

7. 親の欲目に注意！

　2021年に発売されたイメグリミンはミトコンドリア機能を改善し，β細胞の血糖反応性を向上してインスリン分泌を増幅します[1]．また，動物実験でインスリン抵抗性を改善したり[2]，ヒトの内皮細胞死を防いだりすること[3]も示されています．さて臨床研究結果はどうでしょうか？　日本人対象のエビデンスを検証してみましょう．

エビデンス

Efficacy and Safety of Imeglimin Monotherapy Versus Placebo in Japanese Patients With Type 2 Diabetes (TIMES 1): A Double-Blind, Randomized, Placebo-Controlled, Parallel-Group, Multicenter Phase 3 Trial[4]

エビデンス吟味

Step1　クリニカルクエスチョンの定式化

- **P（患者）**：12週以上**無投薬または単剤加療中**の2型糖尿病日本人
  総数　総213例（女性22％）
  平均年齢　62.0歳
  平均BMI　25.5
  平均HbA1c　8.0％
  平均罹患期間　7.5年
  薬物療法既往なし　72％
  平均eGFR　71.3mL/分/1.73m^2（**45mL/分/1.73m^{2}未満は対象外**）
- **I（介入）**：イメグリミン1,000mgを1日2回投与
- **C（比較対照）**：プラセボ投与
- **O（アウトカム）**：
  一次エンドポイント

HbA1c

二次エンドポイント（抜粋）

　HbA1c＜7.0％達成者の割合

　HbA1cが相対的に7％以上低下した患者の割合

Step2 ┃ 妥当性のチェック

・デザイン：RCT

・盲検化：あり

・追跡期間：24週，完遂率：91％

・解析：改変ITT解析

・検定多重性制御：階層的検定

・**COI：資金源は本剤販売予定（当時）企業．研究デザイン・統計解析は本剤製造企業．著者5名のうち，筆頭著者・第2著者・第3著者は本剤製造企業社員．第4著者は本剤製造企業参与．最終著者は科学諮問委員．**

Step3 ┃ 信頼性のチェック

・一次エンドポイント（**表1**）

　実薬群ではHbA1cは0.72％統計学的有意に低下したがプラセボ群では有意

表1 TIMES 1の結果

	イメグリミン群 106例	プラセボ群 107例	群間差	P値
一次エンドポイント				
HbA1c（95％CI） ベースラインからの 変化	−0.72％ （−0.86 to −0.58）	0.15％ （0.01 to 0.29）	−0.87％ （−1.04 to −0.69）	＜0.0001
二次エンドポイント（抜粋）				
HbA1c＜7.0％達成 者の割合	35.8％	7.5％		＜0.0001
HbA1cが相対的に 7％以上低下した 患者の割合	57.5％	11.3％		＜0.0001

（Dubourg J, et al. Efficacy and Safety of Imeglimin Monotherapy Versus Placebo in Japanese Patients With Type 2 Diabetes（TIMES 1）: A Double-Blind, Randomized, Placebo-Controlled, Parallel-Group, Multicenter Phase 3 Trial. Diabetes Care 2021;44:952-959[4] より作成）

な変化を認めなかった．両群間差は統計学的に有意であった．

・二次エンドポイント（抜粋）（**表1**）

各項目とも実薬群のほうが有意に割合が多かった．

・その他のエンドポイント（仮説**探求**）

非高齢者（65歳未満）vs 高齢者（65歳以上），CKD ステージ 1 vs 2 vs 3，薬剤療法既往有 vs 無の比較ではいずれのグループ比較も同等の HbA1c 低下度であった．

HOMA-β は有意に上昇し，HOMA-IR には有意な変化がなかった（詳細略）．

・有害事象

有害事象発生率は両群間で同等であった．死亡者はいなかった．低血糖発症は実薬群で 2.8%，プラセボ群で 0.9% であった．血圧や体重には差を認めなかったが，LDL-コレステロールは実薬群で 7.2% 上昇した（P = 0.0051）．

| Step4 | 臨床的意義の評価 |

イメグリミンはプラセボと比較し 24 週時点で有意な HbA1c 低下作用を示した．

エビデンス解体

| 総評 |

研究デザイン上は，バイアスは比較的小さく，多重検定への対処もなされており，完遂率も高かったため内的妥当性は高い印象です．**探究的**解析結果でHOMA-β が有意に上昇し，HOMA-IR には有意な変化がなかったことも先行研究の結果と合致します．

一般に，二次エンドポイントはオマケの存在であり，仮説実証ではなく仮説を提唱するものです．最近では，この論文のように階層的検定（各論1-2-5 コラム参照）する計画を**事前**に設定しておくことで，一次エンドポイントに有意差がある場合は二次エンドポイントも検証することが可能となってきています．本論文ではその手順で一次エンドポイントと事前に設定された主な二次エンドポイント 2 件で有意差を認めました．

対象者は一般的な 2 型糖尿病日本人ですので，外的妥当性も高い印象です．た

だし，薬剤療法既往の有無に関わらず HbA1c 低下度が同等だったからといってこの薬剤を単独第一選択薬として位置づけるのは，下記の理由により荒唐無稽です．

親の欲目に注意！

著者全員が本剤製造企業・販売予定企業と濃厚な COI を有しています．親の欲目・贔屓目は世の常．美辞麗句に気をつけ，大きく割り引いて解釈することが必要でしょう．

ピットフォール

介入追跡期間は 24 週間ですので長期的な効果・安全性は未知数です．HbA1c こそ低下しましたが，糖尿病合併症リスクや予後や費用対効果についても未確立です．LDL-コレステロールが僅かながらも上昇したため，心血管イベントが増加する懸念も払拭できません．合併症や死亡のリスクを評価する臨床的アウトカム研究の登場が切望されます．当面は糖尿病治療薬としての総合的な位置づけは高くないでしょう[5]（総論 2-2 参照）．

※参考文献

1. Pacini G, et al. Imeglimin increases glucose-dependent insulin secretion and improves β-cell function in patients with type 2 diabetes. Diabetes Obes Metab 2015;17:541-545.
2. Vial G, et al. Imeglimin normalizes glucose tolerance and insulin sensitivity and improves mitochondrial function in liver of a high-fat, high-sucrose diet mice model. Diabetes 2015;64:2254-2264.
3. Detaille D, et al. Imeglimin prevents human endothelial cell death by inhibiting mitochondrial permeability transition without inhibiting mitochondrial respiration. Cell Death Discov 2016;2:15072.
4. Dubourg J, et al. Efficacy and Safety of Imeglimin Monotherapy Versus Placebo in Japanese Patients With Type 2 Diabetes (TIMES 1): A Double-Blind, Randomized, Placebo-Controlled, Parallel-Group, Multicenter Phase 3 Trial. Diabetes Care 2021;44:952-959.
5. 日本糖尿病・生活習慣病ヒューマンデータ学会．糖尿病標準診療マニュアル 2024(一般診療所・クリニック向け)．★毎年4月に改訂．http://human-data.or.jp 2024 年．

① 糖尿病治療　（2）血糖管理／糖尿病治療薬／SGLT2 阻害薬

8. 玉石混交

EBMは個々の患者さんから始まり，エビデンス（実証）を患者さんに適切に還元するものです．しかし，玉石混交のエビデンス百花繚乱の現状では，医療者がエビデンスに振り回されてしまったり騙されてしまったりしていることが少なくありません．SGLT2阻害薬のエビデンスを検証してみましょう．

エビデンス

Canagliflozin and Cardiovascular and Renal Events in Type 2 Diabetes[1]

エビデンス吟味

Step1　クリニカルクエスチョンの定式化

- **P（患者）**：心血管疾患高リスクの2型糖尿病患者
  - 総　10,142例（女性36％）
  - 平均年齢　63歳
  - 平均HbA1c　8.2％
  - 平均BMI　32
  - 心血管疾患既往者　66％
- **I（治療）**：標準治療（メトホルミンをベース）にカナグリフロジン100-300mg/日を上乗せ投与（71％が300mg/日服用）
- **C（比較対照）**：標準治療にプラセボを上乗せ投与
- **O（アウトカム）**：主要心血管イベント（心血管疾患死，非致死性心筋梗塞，非致死性脳卒中）（複合エンドポイント）

Step2　妥当性のチェック

- デザイン：RCT2件の併合解析（非劣性試験：マージン1.3）
- 盲検化：あり

8. 玉石混交

・追跡期間：平均188週，追跡率：96%，遵守率：70%

Step3　信頼性のチェック

・実薬群の到達HbA1cはプラセボ群より0.6%低値で有意差を認めた．
・体重は実薬群の方が1.6kg有意に減少した．
・血圧は実薬群の方が3.9/1.4mmHg有意に低下した．
・一次エンドポイントは実薬群のほうが有意に低かった（**表1**）．
・心血管疾患死・全死亡には有意差を認めなかった．
・腎症リスクが低下する**可能性**が示された．
・特記有害事象として，下肢切断リスク・骨折リスクが有意に増加した．

Step4　臨床的意義の評価

　カナグリフロジンは大血管症のリスクを低減する可能性が示唆された．

エビデンス解体

総評

　SGLT2阻害薬には血糖降下作用だけでなく，血圧低下・糸球体内圧低下・尿アルブミン低下・体液量低下があることが示されており，2015年にエンパグリフロジンが心血管イベント再発・死亡を有意に低下させる（ハザード比0.86）ことが実証[2]されて以来，SGLT2阻害薬の臨床的効果が注目されてきています．特にイベントリスク低下は，投与開始半年後から顕性化してくるのが特徴で，血糖降下による代謝効果以外に血圧低下などによる物理的効果も関与しているこ

表1　一次エンドポイントの結果

	実薬群	プラセボ群	ハザード比（95% CI）P値	絶対リスク低下
心血管疾患死，非致死性心筋梗塞，非致死性脳卒中	26.9/1,000人年	31.5/1,000人年	0.86（0.75－0.97）非劣性 P＜0.001，優越性 P＝0.02	4.6/1,000人年

（Neal B, et al. Canagliflozin and Cardiovascular and Renal Events in Type 2 Diabetes. N Engl J Med 2017;377:644-657[1] より作成）

とが考えられています. また, 1型糖尿病におけるインスリンへの併用薬としても期待されています[3].

現在, SGLT2阻害薬の一部は, 糖尿病の有無にかかわらず心不全や慢性腎臓病の適用があったり, 1型糖尿病のインスリン併用薬として承認されていたりします.

本研究でも心血管イベントは有意に低下し, その低下率はエンパグリフロジンによる二次予防効果[2]と同レベルです. エビデンスレベルは劣りますが観察研究（コラム参照）でもその効果が示唆されています[4-8]. しかし, 本エビデンスの内的妥当性・外的妥当性は, 慎重に解釈しなければなりません.

妥当性の鑑定

内的妥当性

この研究は一次エンドポイントが心血管イベントである研究と, 腎症である別研究とを融合したRCTです. 二次エンドポイントは仮説の検証ではなく, 提唱または探究にすぎないオマケであり, 有意差を認めたとしても可能性が示された程度で, エビデンスとしては低レベルです.

さまざまなレベルのエビデンスを集めた「玉石混交」の融合解析では, 本研究のようにRCTだとしても最終エビデンスレベルは「石」レベルに低下します. そのため, 効果が実証されたというよりは可能性が示された程度に大きく割り引いて解釈します.「RCT」という羊頭狗肉に気を付けましょう. サブグループ解析や後付け（事後）解析も同様です.

検定においては, まず非劣性が認められた（「実薬は対照薬と比較して同等かそれ以上の効果を持つ」）ため, 事前に設定していた優越性検定を次に行い, 優越性も認めました. 検定の多重性（数多くの検定を行うと, 偶然に有意差が出てくる確率が増えてしまうこと. 各論1-2-5コラム参照）の問題を回避するために, 優先順位の高い仮説が有位であると判断された場合のみに次の優先順位の仮説の評価に進む方針（gate-keeping法）を採用している点は妥当です.

外的妥当性

遵守率の低さや日本での承認用量は100mg/日であることにも留意しましょう. アジア人にも効果がある可能性が示されていますが, 日本の実臨床でどの

程度効果が期待されるかは不明です．

　SGLT2阻害薬は，腎臓病の進展も有意に低下する**可能性が示されています**[9]．確かに，本研究でも計算上は有意な腎イベント低下を認めましたが，事前に定めておいた上記の多重性調整策に従って**有意差なしと判定**します（仮説の**提唱・探索**）．先行するEMPA-REG OUTCOME研究[2]においても有意な腎症リスク低下が示されましたが，これは**二次エンドポイントなのでやはりオマケ**です．実証を重んじる臨床においては**オマケで釣られないように気を付けましょう**．近年になり「腎アウトウカム」を**一次**エンドポイントとしたSGLT2阻害薬のRCTが続出していますが，そのほとんどは**顕性アルブミン尿期の人が対象**であり，微量アルブミン尿期例にもその結果が当てはまるかは不明です．

医学的吟味

　NNT（5年当たりの約43人）は比較的少ないものの，メトホルミンほどではありません．メトホルミンに次ぐ第2選択薬としての立場はやや高まりそうですが，有害事象も勘案しなければならないでしょう．最近着目されてきているケトアシドーシス（必ずしも血糖は高値ではない）や骨折・下肢切断[1]のリスクにも注意が必要です．

　EMPA-REG OUTCOME研究[2]では有意な二次予防効果が**実証**されましたが，CANVAS Program研究[1]ではその**可能性が示された程度**であり，クラスエフェクトとしての実証は再現されたとは言えません．

観察研究（疫学調査・リアルワールドエビデンス）

　バイアスが入り込む余地が大きいため**観察研究のエビデンスレベルはRCTより劣ります**が，実臨床（いわゆる「リアルワールド」）反映の点では優れていることもあり**RCTの補完**となります．プロペンシティスコア・マッチングでバイアス調整をしても**未知の交絡因子残存の可能性があるため過大評価されることが少なくありません**．割り引いて解釈することが大切です．

※参考文献

1. Neal B, et al. Canagliflozin and Cardiovascular and Renal Events in Type 2 Diabetes. N Engl J Med 2017;377:644-657.

2. Zinman B, et al. Empagliflozin, Cardiovascular Outcomes, and Mortality in Type 2 Diabetes. N Engl J Med 2015;373:2117-2128.

3. Garg SK, et al. Effects of Sotagliflozin Added to Insulin in Patients with Type 1 Diabetes. N Engl J Med 2017;377:2337-2348.

4. Kosiborod M, et al. Cardiovascular Events Associated With SGLT-2 Inhibitors Versus Other Glucose-Lowering Drugs: The CVD-REAL 2 Study. J Am Coll Cardiol 2018;71:2628-2639.

5. Kosiborod M, et al. Lower Risk of Heart Failure and Death in Patients Initiated on Sodium-Glucose Cotransporter-2 Inhibitors Versus Other Glucose-Lowering Drugs: The CVD-REAL Study (Comparative Effectiveness of Cardiovascular Outcomes in New Users of Sodium-Glucose Cotransporter-2 Inhibitors). Circulation 2017;136:249-259.

6. Birkeland KI, et al. Cardiovascular mortality and morbidity in patients with type 2 diabetes following initiation of sodium-glucose co-transporter-2 inhibitors versus other glucose-lowering drugs (CVD-REAL Nordic): a multinational observational analysis. Lancet Diabetes Endocrinol 2017;5:709-717.

7. Persson F, et al. Dapagliflozin is associated with lower risk of cardiovascular events and all-cause mortality in people with type 2 diabetes (CVD-REAL Nordic) when compared with dipeptidyl peptidase-4 inhibitor therapy: A multinational observational study. Diabetes Obes Metab 2018;20:344-351.

8. Patorno E, et al. Cardiovascular outcomes associated with canagliflozin versus other non-gliflozin antidiabetic drugs: population based cohort study. BMJ 2018;360:k119.

9. Wanner C, et al. Empagliflozin and Progression of Kidney Disease in Type 2 Diabetes. N Engl J Med 2016;375:323-334.

| ① 糖尿病治療 | (2) 血糖管理／糖尿病治療薬／SGLT2 阻害薬 |

9. 看板に偽りあり？

　心血管イベント二次予防効果に加え，心不全入院リスク低下や腎保護作用も示されている SGLT2 阻害薬．今回は「腎アウトカムを一次エンドポイントとした RCT」などと報道されたエビデンスを吟味しましょう．

エビデンス

Canagliflozin and Renal Outcomes in Type 2 Diabetes and Nephropathy[1]

エビデンス吟味

| Step1 | クリニカルクエスチョンの定式化

・**P（患者）**：顕性アルブミン尿（ACR300 ～ 5,000mg/g）および eGFR30-90mL/分/1.73m^2 を合併し，RAS 阻害薬を服用している 2 型糖尿病患者（日本人を含む多国籍）

　総数　4,401 例（女性 34%）

　平均年齢　63.0 歳

　平均 HbA1c　8.3%

　平均 BMI　31.3

　心血管疾患既往　50.4%

　平均 eGFR　56.2mL/分/1.73m^2

　尿中 ACR 中央値　927mg/g

・**I（介入）**：標準治療（メトホルミン服用率 58%）にカナグリフロジン 100mg/日を上乗せ投与

・**C（比較対照）**：標準治療（同 58%）にプラセボを上乗せ投与

・**O（アウトカム）**：

　一次エンドポイント

　　末期腎不全（透析・腎移植・eGFR ＜ 15mL/分/1.73m^2）・血清クレアチニ

ン値倍増・腎疾患死・**心血管死**（複合エンドポイント）

二次エンドポイント

「腎アウトカム」（末期腎不全・血清クレアチニン値倍増・腎疾患死）など7項目（後述）．その他のエンドポイントは**仮説探究**目的．

Step2 妥当性のチェック

- デザイン：RCT
- 盲検化：あり
- 追跡期間：2.62年（中央値）で**早期中止**（群間差が早期に顕著化したため），完遂率：72.7％，追跡率：99.1％
- 服薬遵守率：84％
- 解析：ITT解析
- 検定多重性制御：各二次エンドポイントに対し**階層的検定**施行．サブグループ解析は検定多重性に対し**未制御**．
- COI：**資金源は本剤製造企業であり，複数社員が研究者として参画**．

Step3 信頼性のチェック

- 代用エンドポイント（心血管疾患リスクファクター）

  実薬群ではプラセボ群と比較し HbA1c は期間中平均0.25％（95％ CI 0.20-0.31％）有意に低値であった．また，収縮期血圧は平均3.30mmHg（同2.73-3.87mmHg），体重は平均0.80kg（同0.69-0.92kg），尿中ACRは31％（同26-35％）低値であった．eGFR低下速度は実薬群のほうが統計学的に有意に緩徐であった（-3.19 vs -4.71mL/分/1.73m^2）．

- 一次エンドポイント（仮説**検証**）（**表1**）

  実薬群ではプラセボ群と比較し，30％有意にリスクが低下した．

- 一次エンドポイント構成アウトカム（仮説**探究**）

  末期腎不全と血清クレアチニン値倍増のリスクがそれぞれ有意に低下した．心血管死には有意差を認めなかった．

- サブグループ解析（仮説**探究**）

  異質性は概ね認めなかった．

- 二次エンドポイント（仮説**提唱**）（**表1**）

9. 看板に偽りあり?

表1 CREDENCE の結果

	実薬群 2,202人	プラセボ群 2,199人	ハザード比 (95% CI)	P 値
一次エンドポイント				
末期腎不全・血清クレアチニン値倍増・腎疾患死・**心血管死**	245人	340人	0.70 (0.59 − 0.82)	0.00001
二次エンドポイント（①から順に，有意差を認めなくなるまで検定を続行）				
①心血管死・心不全入院	179	253	0.69 (0.57 − 0.83)	< 0.001
②心血管死・心筋梗塞・脳卒中	217	269	0.80 (0.67 − 0.95)	0.01
③心不全入院	89	141	0.61 (0.47 − 0.80)	< 0.001
④「**腎アウトカム**」：末期腎不全・血清クレアチニン値倍増・腎疾患死	153	224	0.66 (0.53 − 0.81)	< 0.001
⑤心血管死	110	140	0.78 (0.61 − 1.00) 有意差ないため， ⑤以降は表記略	0.05 **有意差ないため， ⑤以降は検定なし**
⑥総死亡	168	201		
⑦心血管死・心筋梗塞・心不全入院・不安定狭心症入院	273	361		

(Perkovic V, et al. Canagliflozin and Renal Outcomes in Type 2 Diabetes and Nephropathy. N Engl J Med 2019;380:2295-2306[1] より作成)

「**腎アウトカム**」（末期腎不全・血清クレアチニン値倍増・腎疾患死）が有意に低下する可能性が**示唆された**.

主要心血管イベントや心不全入院に関しても同様の効果が**示唆された**.

・有害事象

骨折や肢切断やがんの発生率に有意差は認めなかったが，ケトアシドーシスが著明に増加した（ハザード比10.80［95% CI 1.39-83.65］）.

| Step4 | 臨床的意義の評価

・顕性アルブミン尿期（糖尿病性腎症第3期）の2型糖尿病患者では，カナグリフロジンによる腎保護効果も**期待できそう**である.

085

エビデンス解体

妥当性の鑑定

内的妥当性

　まずはバイアスの評価をしましょう．RCT・盲検化・高追跡率を満たしているので，研究デザイン上は質が高いでしょう．非劣性試験ではないので，恣意的なマージン設定などの操作もありません．一次エンドポイントとして，「腎不全と心血管イベント」[1]のリスクはプラセボと比較してカナグリフロジン投与群のほうが低いことが**実証**されました．**二次**エンドポイントは7項目もありますが，検定多重性の制御（各論1-2-5コラム参照）がなされています．とはいえ，所詮，**仮説を提唱するオマケ**です．

外的妥当性

　続いて，結果の臨床的意義・一般適用性はどうでしょうか．一次エンドポイントの約2年半のNNTは22人ですので，臨床的インパクトは比較的大きいでしょう．ただし，対象者はタイトルにもあるように，顕性蛋白尿があり RAS 阻害薬が投与されている症例で**限定的**です．正常アルブミン尿期（腎症第1期）・微量アルブミン尿期（第2期）の場合の効果は**未知数**です．また，**RAS 阻害薬への上乗せ**投与結果ですので RAS 阻害薬を優先することの重要性は変わりません．

　実薬投与量は日本での承認量と同じですので，該当する日本人患者では同等の**相対**リスク低下が見込めるでしょう．

大言壮語の報道に注意

　ネット報道や宣伝では，スポーツ新聞の見出しのように catchy なフレーズが濫用されています．本研究については「腎アウトカムを一次エンドポイントとした RCT」と宣伝されていることもありますが，前述のように一次エンドポイントには複合エンドポイントとして腎アウトカム以外に心血管死も**混在**しています．「腎アウトカムが一次エンドポイントに含まれた RCT」というのが正しい表記であり，**純**「腎アウトカム」は**二次**エンドポイントに過ぎません．

　確かに，一次エンドポイントの他の要素である心血管死は二次エンドポイン

トとして解析しても有意差がなかったので，腎保護効果がほぼ実証された印象ではあります．しかし，**原文を自分の目で冷静に確かめ**，メディアや広告の見出し文句や大言壮語の看板に振り回されないように気を付けましょう．

結語

心血管疾患**二次**予防効果が**実証**されており，腎保護や心不全リスク低下も再三**実証**されています．多くのエビデンスはメトホルミンへの上乗せ効果を示したものであり，長期的な効果持続性や安全性が未確立なので全般的にはまだ選択順位は高くはありませんが，心血管疾患の既往・心不全・微量アルブミン尿／蛋白尿・肥満を合併している症例では優先度が比較的に高いでしょう[2]（総論2-2参照）．

一部の SGLT2 阻害薬（イプラグリフロジン，ダパグリフロジン）はインスリン療法への併用として1型糖尿病に対しても適用がありますが，本研究でも報告されているように糖尿病性ケトアシドーシスのリスクが高まるので，1型糖尿病には慎重に投与する必要があります．シックデイ対策の指導[2]も重要です．

※参考文献
1. Perkovic V, et al. Canagliflozin and Renal Outcomes in Type 2 Diabetes and Nephropathy. N Engl J Med 2019;380:2295-2306.
2. 日本糖尿病・生活習慣病ヒューマンデータ学会．糖尿病標準診療マニュアル 2024（一般診療所・クリニック向け）．★毎年4月に改訂．http://human-data.or.jp 2024年．

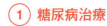

① 糖尿病治療　(2) 血糖管理／糖尿病治療薬／SGLT2阻害薬

10. おとり商法に注意！

心血管疾患だけでなく，心不全や腎機能低下に対してもリスクを低下させることが示されている「いいことずくめ」のSGLT2阻害薬．同薬のRCTは続々と登場し，国内外の最新診療ガイドラインでも優先度の高い推奨薬のレパートリーに入っています[1,2]．今回は17,000人以上！を対象とした「超大規模」エビデンスを検証してみましょう．

エビデンス

Dapagliflozin and Cardiovascular Outcomes in Type 2 Diabetes[3]

エビデンス吟味

Step1　クリニカルクエスチョンの定式化

- **P（患者）**：心血管疾患高リスクの2型糖尿病患者
  総数　17,160例（女性36％）
  平均年齢　64歳
  平均HbA1c　8.3％
  平均BMI　32
  心血管疾患既往　41％
- **I（条件）**：標準治療（メトホルミンをベース）にダパグリフロジン10mg/日を上乗せ投与
- **C（比較対照）**：標準治療にプラセボを上乗せ投与
- **O（アウトカム）**：
  【主役】＊主要心血管イベント（心血管死・心筋梗塞・脳梗塞）（複合エンドポイント）
  【準主役】＊心血管死・心不全入院（複合エンドポイント）
  　＊主役・準主役については後述

10. おとり商法に注意!

| Step2 | 妥当性のチェック |

- デザイン：RCT
- 盲検化：あり
- 追跡期間：4.2年（中央値，追跡率：99％，遵守率：79％（実薬），75％（プラセボ））
- 解析：ITT解析
- 検定多重性制御：階層式検定（closed testing，コラム参照）やBonferroni法等

| Step3 | 信頼性のチェック |

- 代用エンドポイント

  実薬群ではプラセボ群と比較しHbA1cは平均0.42％，体重は平均1.8kgそれぞれ有意に低値であった.
- 一次エンドポイント（仮説検証）（表1）

  【主役】プラセボと比較して非劣性であり，かつ優越性は認めなかった.

  【準主役】有意にリスクが低下することが示唆された.
- 二次エンドポイント（仮説提唱・探求）

  心不全入院・腎機能低下のリスクが有意に低下する可能性が示された.

  心血管死・全死亡のリスクは有意差がない可能性が示された.
- 有害事象

  糖尿病性ケトアシドーシス（ハザード比2.18）と性器感染症（ハザード比8.36）のリスクは実薬群のほうが有意に高かった. 切断や骨折のリスクは有意差を認めなかった.

表1 一次エンドポイントの結果

	ダパグリフロジン群	プラセボ群	ハザード比（95% CI）	P値（優越性）
【主役】心血管死・心筋梗塞・脳梗塞	8.8%	9.4%	0.93（0.84－1.03）	0.17
【準主役】心血管死・心不全入院	4.9%	5.8%	0.83（0.73－0.95）	0.005

(Wiviott SD, et al. Dapagliflozin and Cardiovascular Outcomes in Type 2 Diabetes. N Engl J Med 2019;380:347-357[3] より作成)

| 各論 エビデンスを斬る！ 糖尿病診療を正しく導くエビデンスの批判的吟味とその活かし方 |

① 糖尿病治療 　｜　(2) 血糖管理／糖尿病治療薬／SGLT2 阻害薬

Step4 ｜ 臨床的意義の評価

　主要心血管イベント（心血管死・心筋梗塞・脳梗塞）のリスクはプラセボと比較して有意差を認めなかった．一方，心不全入院・腎機能低下のリスクは有意に低下する**可能性**が示されたが，**過剰期待・過大評価は禁物**．

エビデンス解体

総評

　本研究は，先行する2つの RCT[4,5] と比較して心血管疾患の既往がない高リスク患者が多いことが特徴です．

ピットフォール：主役は二人？

　もともとは**主要心血管イベントの非劣性を検証**することが目的の研究でしたが，先行 RCT[4] で心血管死と心不全入院の有意なリスク低下が報告されたため，試験開始**後**に「心血管死・心不全入院」というエンドポイントが**追加**設定されました[3,6]．一次エンドポイント両者は並列の位置づけではありますが，「心血管死・心不全入院」は**後付け**であるためその妥当性については慎重に鑑定しなければなりません．しかも，本来の一次エンドポイントの一要素である心血管死が，後付けエンドポイントの一要素と**重複**しています．イベント数を稼いで有意差を捻出しようとした策かもしれません．コラムで示した解析のフローに明記されているように，主要心血管イベントが主役で，［心血管死・心不全入院］が準主役という配役になり，準主役で有意差があったとしても**主結論は主役の主要心血管イベントに有意差を認めなかった**ことになるでしょう．

おとり商法に注意！

　一次エンドポイントの片方で有意差を認めなかったため，事前に設定された解析方針[3,6]に則り，二次エンドポイント（腎機能低下・全死亡）は仮説**探求**レベルに成り下がりました（二次エンドポイントは所詮，仮説**提唱**レベルですが）．心不全入院など一次エンドポイントの各要素は最初から仮説**探求**目的の解析ですので[3,6]，いずれも効果が「実証された」のではなく「可能性が示された」・「期待できるかもしれない」程度に**大きく割り引いて解釈**する必要があります．強

090

調されがちな今回の仮説提唱・探求レベルの結果にばかり目がいくと，本研究はポジティブスタディであるかのような錯覚に陥るリスクがあります．この手の「おとり商法」に気を付けましょう．なお，検定の多重性については妥当な対応策が取られています．

大規模研究≒小規模効果！

ここで，同時期に発表されたRCTのメタアナリシス[7]を読み解いてみましょう．まずは既発表のRCT3件[3-5]のサンプルサイズを確認すると，いずれも「超大規模」研究であることが一目瞭然です（表2）．しかし，ここで研究規模だけに目を奪われないように注意．サンプルサイズは臨床的効果の大きさによって事前に決まるものなので，これほどの超大規模研究でないと検出できない程度の微々たる臨床的効果なのでしょう（表1）．統計学的有意差と臨床的インパクトの大きさは必ずしも一致しません！

続いて，その3件のRCTのメタアナリシス[7]（表3）によると，心血管疾患二次（再発）予防としては有意に有効ですが，一次（初発）予防効果には有意差があるとは言えないことが判明しました．対象をハイリスク者に絞って[8]処方すると，より効果的でしょう．

表2 主要心血管イベントに関するSGLT2阻害薬の代表的RCT

	EMPA-REG[4]	CANVAS[5]	DECLARE-TIMI 58[3]
対象者数	7,020例	10,142例	17,160例
心血管疾患既往者	100%	66%	41%
ハザード比	0.86	0.86	有意差なし

（Wiviott SD, et al. Dapagliflozin and Cardiovascular Outcomes in Type 2 Diabetes. N Engl J Med 2019;380:347-357[3]，Zinman B, et al. Empagliflozin, Cardiovascular Outcomes, and Mortality in Type 2 Diabetes. N Engl J Med 2015;373:2117-2128[4]，Neal B, et al. Canagliflozin and Cardiovascular and Renal Events in Type 2 Diabetes. N Engl J Med 2017;377:644-657[5] より作成）

表3 主要心血管イベントに関するSGLT2阻害薬のRCTのメタアナリシス

	一次予防	二次予防
対象者	13,672例	20,650例
ハザード比	有意差なし	0.86

(Zelniker TA, et al. SGLT2 inhibitors for primary and secondary prevention of cardiovascular and renal outcomes in type 2 diabetes: a systematic review and meta-analysis of cardiovascular outcome trials. Lancet 2019;393:31-39[7] より作成)

オマケの二次エンドポイント

このメタアナリシス[7]によると，心不全入院・腎機能低下のリスクがSGLT2阻害薬により心血管疾患既往の有無に関係なく低下（それぞれ約30％，約45％低下）する**可能性**が示されました．心不全入院・腎機能低下のリスク軽減の可能性については複数の研究で示唆されているのでおそらく本物である印象ですが，この時点では**まだ実証はされていない**ことに気を付けましょう．リアルワールドデータ（**観察**研究）でも確認されていますが，これはRCTの結果の実臨床での適応性・汎用性を確認する位置づけですので，観察研究に振り回されない気を付けてください．なお，その後の複数のRCTで，SGLT2阻害薬のこれらの効果が実証されています．

有害事象

切断と骨折の有意なリスク増加が1件[5]（各論1-2-8参照）ありますが，全体としては**異質性が高い**結果でした．脳梗塞リスクは有意差を認めませんでした．糖尿病性ケトアシドーシス（DKA）のリスクはまれではあるものの有意に倍増していました．SGLT2阻害薬関連のDKAでは血糖は必ずしも高値ではありませんので見落とさないように気をつけましょう．

階層的検定2[3,6]（各論1-2-5参照）

一次エンドポイント（仮説検証）
MACE非劣性検定（マージン1.3）

10. おとり商法に注意！

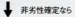

```
                    ↓ 非劣性確定なら
        ┌─────────────────────────────┐
        │   一次エンドポイント（仮説検証）   │
        │  ［主役］MACE* 優越性検定        │
        │  ［準主役］心血管死・心不全入院* 優越性検定 │
        └─────────────────────────────┘
                    ↓ 両者とも有意差あれば(**)
        ┌─────────────────────────────┐
        │   二次エンドポイント（仮説提唱）   │
        │       腎アウトカム 優越性検定      │
        │  (**を満たさなければ仮説探究目的に試し解析) │
        └─────────────────────────────┘
                    ↓ 有意差あれば
        ┌─────────────────────────────┐
        │   二次エンドポイント（仮説提唱）   │
        │          全死亡 優越性検定        │
        │  (**を満たさなければ仮説探究目的に試し解析) │
        └─────────────────────────────┘
```

*MACE 各項目の解析は仮説探究目的
(Wiviott SD, et al. Dapagliflozin and Cardiovascular Outcomes in Type 2 Diabetes. N Engl J Med 2019;380:347-357[3], Wiviott SD, et al. The design and rationale for the Dapagliflozin Effect on Cardiovascular Events (DECLARE)-TIMI 58 Trial. Am Heart J 2018;200:83-89[6] より作成)

※参考文献
1. 日本糖尿病・生活習慣病ヒューマンデータ学会. 糖尿病標準診療マニュアル2024（一般診療所・クリニック向け）. ★毎年4月に改訂. http://human-data.or.jp 2024年.
2. American Diabetes Association. Standards of Medical Care in Diabetes-2024 ★毎年1月に改訂. Diabetes Care 2024;47:S1-S321.
3. Wiviott SD, et al. Dapagliflozin and Cardiovascular Outcomes in Type 2 Diabetes. N Engl J Med 2019;380:347-357.
4. Zinman B, et al. Empagliflozin, Cardiovascular Outcomes, and Mortality in Type 2 Diabetes. N Engl J Med 2015;373:2117-2128.
5. Neal B, et al. Canagliflozin and Cardiovascular and Renal Events in Type 2 Diabetes. N Engl J Med 2017;377:644-657.
6. Wiviott SD, et al. The design and rationale for the Dapagliflozin Effect on Cardiovascular Events (DECLARE)-TIMI 58 Trial. Am Heart J 2018;200:83-89.
7. Zelniker TA, et al. SGLT2 inhibitors for primary and secondary prevention of cardiovascular and renal outcomes in type 2 diabetes: a systematic review and meta-analysis of cardiovascular outcome trials. Lancet 2019;393:31-39.
8. Davies MJ, et al. Management of Hyperglycemia in Type 2 Diabetes, 2018. A Consensus Report by the American Diabetes Association (ADA) and the European Association for the Study of Diabetes (EASD). Diabetes Care 2018;41:2669-2701.

① 糖尿病治療 　**(2) 血糖管理／糖尿病治療薬／SGLT2 阻害薬**

11.「ソフトな」エンドポイントの罠

　動脈硬化性心血管イベントのリスクを低下させるだけでなく，心不全や腎障害に対しても直接の保護作用を有することが期待されているSGLT2阻害薬．糖尿病は心不全のリスクファクターであり，その機序も解明されてきています．筆者も留学中に，その臨床研究[1]に一部携わっていました．今回は，ダパグリフロジンの心不全患者に対するアウトカムを検証したRCT（非糖尿病患者も含む！）であるDAPA-HF[2]を鑑定してみましょう．

エビデンス

Dapagliflozin in Patients with Heart Failure and Reduced Ejection Fraction[2]

エビデンス吟味

Step1　クリニカルクエスチョンの定式化

- **P（患者）**：NYHA class Ⅱ，Ⅲ，ⅣおよびLVEF40％以下の心不全患者
  総数　4,744例（女性23％，日本人343例）
  平均年齢　66.4歳
  平均BMI　28.2
  糖尿病患者（1型は除外）　42％
  平均収縮期血圧　122mmHg
  平均LVEF　31％
  NT-proBNP（中央値，pg/mL）　実薬群1,428，プラセボ群1,446
  平均eGFR　66mL/分/1.73m²
- **I（介入）**：標準治療にダパグリフロジン10mg/日を上乗せ投与
- **C（比較対照）**：標準治療にプラセボを上乗せ投与
- **O（アウトカム）**：
  一次エンドポイント

心不全増悪（入院・静注治療）・心血管死（複合エンドポイント）

「筆頭」二次エンドポイント

心不全入院・心血管死

Step2 妥当性のチェック

・デザイン：RCT

・盲検化：あり

・追跡期間：18.2カ月（中央値），完遂率：99.3％，追跡率：99.9％

・服薬遵守率：89％

・解析：ITT解析

・検定多重性制御：階層的検定による閉じた検定手順（closed testing）

・COI：**資金源は本剤製造企業であり，複数社員が研究者として参画**

Step3 信頼性のチェック

・代用エンドポイント（**8カ月時点**）

実薬群ではプラセボ群よりも NT-proBNP は平均303pg/mL，体重は平均0.87kg, 収縮期血圧は平均1.27mmHg それぞれ有意に低下した．糖尿病患者においては実薬群のほうが HbA1c は平均0.24％低値になった．

・一次エンドポイント（**表1，表2**）

ハザード比は26％統計学的有意に低下し，NNT は21人であった．一次エンドポイントの細別解析（仮説**探求**）では，いずれのアウトカムもリスクが低下する可能性が示唆された．サブグループ解析（仮説**探求**）では異質性は概ね認めず，人種・糖尿病の有無にかかわらず同程度にリスクが低下した．ただし，NYHA class Ⅲ，Ⅳの患者は class Ⅱ の患者よりも効果が小さい傾向にあった．

・「筆頭」二次エンドポイント（**表1**）

心不全入院・心血管死のリスクは有意に低下した．

・その他の二次エンドポイント（仮説**提唱・探求**）（**表1**）

心不全入院**総**数・心血管死亡数は有意に低下した．症状スコアは有意に改善した．総死亡リスクは低下する可能性が示された．

・有害事象

脱水・骨折・四肢切断・重症低血糖・糖尿病性ケトアシドーシスなど重篤な

各論 ① 糖尿病治療 | (2) 血糖管理／糖尿病治療薬／SGLT2 阻害薬

表1 DAPA-HF の結果

	実薬群 2,373例	プラセボ群 2,371例	ハザード比 (95% CI)	P 値
一次エンドポイント				
心不全増悪（入院・静注治療）・心血管死	16.3%	21.2%	0.74 (0.65 − 0.85)	＜0.001
一次エンドポイントの各要素（仮説探究）				
心不全入院	9.7%	13.4%	0.70 (0.59 − 0.83)	＊
心不全緊急治療	0.4%	1.0%	0.43 (0.20 − 0.90)	＊
心血管死	9.6%	11.5%	0.82 (0.69 − 0.98)	＊
二次エンドポイント				
「筆頭」二次エンドポイント				
心不全入院・心血管死	16.1%	20.9%	0.75 (0.65 − 0.85)	＜0.001
その他の二次エンドポイント（仮説提唱・探求）				
心不全入院総数・心血管死亡数	567件	742件	0.75 (0.65 − 0.88)	＜0.001
症状スコア＊＊(8 ヶ月時点での変化)	6.1	3.3	1.18 (1.11 − 1.26)	＜0.001
総死亡	11.6%	13.9%	0.83 (0.71 − 0.97)	＊

＊探究的解析のため P 値報告なし
＊＊スコアが高いほど症状や身体的制約が少ない
(McMurray JJV, et al. Dapagliflozin in Patients with Heart Failure and Reduced Ejection Fraction. N Engl J Med 2019;381:1995-2008[2] より作成)

表2 DAPA-HF の一次エンドポイントのサブグループ解析

		ハザード比 (95% CI)
糖尿病既往	有	0.75 (0.63 − 0.90)
	無	0.73 (0.60 − 0.88)
NYHA class	II	0.63 (0.52 − 0.75)
	III, IV	0.90 (0.74 − 1.09)

(McMurray JJV, et al. Dapagliflozin in Patients with Heart Failure and Reduced Ejection Fraction. N Engl J Med 2019;381:1995-2008[2] より作成)

有害事象リスクは両群間で差はなかった．尿路感染症リスクの増加も認めなかった．

Step4 臨床的意義の評価

ダパグリフロジンは，HFrEF の増悪・心血管死のリスクを低下させる（NNT 21 人）療法となる可能性が示された．

エビデンス解体

総評

　本研究は，HFrEF を対象とし，**非糖尿病患者が過半数**であることが特徴です．経口血糖降下薬が心機能に対して血糖降下作用とは独立して早期から保護的影響を有することが示唆された点で臨床的意義は大きそうです．短期間の RCT[3] や観察研究でも同様の影響が示唆されています．また，糖尿病関連心不全の疫学的解析にも有用なデータでしょう（参考までに，本研究での糖尿病による一次エンドポイントの概算リスク比は 1.4）．

　本 RCT では尿路感染症のリスクの増加は認めませんでしたが，2017 年に発表された RCT のネットワークメタアナリシスでは，SGLT2 阻害薬の中でダパグリフロジン高用量（10mg/日）のみ，プラセボよりも尿路感染症のリスクが有意に高値（他用量や他剤は有意差なし）であることが示されています[4]．この点は楽観視できないでしょう．

妥当性の鑑定

　データ盲信は禁物です．客観的にエビデンスを切り裁きましょう．

内的妥当性

　研究デザイン上は，交絡バイアスは非常に小さく，検定多重性制御（各論 1-2-5 コラム参照）もなされており，追跡率も高かったため内的妥当性は高い印象です．

外的妥当性

　糖尿病の有無にかかわらず好影響が期待でき，血糖関連有害事象も重篤ではなかったので，非糖尿病患者への適応も広がりそうです．また，比較的軽症の心不全患者のほうがベネフィットが大きかったため，投与する場合はそのような対象者を優先することが好ましいでしょう．

　ただし，HFpEF にも適応できるかはこの時点では未知数です（後に，糖尿病の有無に関わらず HFpEF にも効果があることが実証されました）．eGFR 低下者での効果は減弱するかもしれません．また，当薬剤は 1 型糖尿病にも保険適用がありますが，1 型糖尿病でも同様の結果が期待できるかも不明です．

ピットフォール

今回の最重要課題は，エンドポイント判定の妥当性です．エンドポイントは判定の主観性によって「ハードな」エンドポイントと「ソフトな」エンドポイントに二分できます．前者は NT-proBNP 値や総死亡のように，測定器や判定者による判定のぶれが事実上ないもので，後者は入院のように主観・晶贔目・欲目・情状の影響を受けやすい項目です．すなわち，「ソフトな」エンドポイントは情報操作や不正判定のリスクが高いものです．今回の一次エンドポイントの中では心不全「入院」が該当します．実際，日本発の心血管疾患領域の RCT の多くは非盲検で「ソフトな」エンドポイントを多用しており，リスクの有意な低下を報告しているものが大半であるため，妥当性の低さが指摘されています[5]（発表後に撤回された論文も複数あります）．

盲検化された研究でも，実薬かどうかは血糖値・血圧・体重を見れば概ね予測できることが少なくないため，判定については恣意性の可能性は否定できないでしょう．しかも，治療薬 RCT の御多分に洩れず，スポンサー社員が直接研究に参画しているため，NNT は 21 人だったものの割り引いて解釈する必要があります．

結語

本研究では日本人も含まれていたため，日本人患者における効果も期待できるかもしれませんが，長期的効果・安全性や費用対効果やポリファーマシーの影響は未解決です．

※参考文献

1. McGavock JM, et al. Cardiac steatosis in diabetes mellitus: a 1H-magnetic resonance spectroscopy study. Circulation 2007;116:1170-1175.
2. McMurray JJV, et al. Dapagliflozin in Patients with Heart Failure and Reduced Ejection Fraction. N Engl J Med 2019;381:1995-2008.
3. Nassif ME, et al. Dapagliflozin Effects on Biomarkers, Symptoms, and Functional Status in Patients With Heart Failure With Reduced Ejection Fraction: The DEFINE-HF Trial. Circulation 2019;140:1463-1476.
4. Li D, et al. Urinary tract and genital infections in patients with type 2 diabetes treated with sodium-glucose co-transporter 2 inhibitors: A meta-analysis of randomized controlled trials. Diabetes Obes Metab 2017;19:348-355.
5. 山崎力. 医学統計ライフスタイル：SCICUS；2008.

| ① 糖尿病治療 | (2) 血糖管理／糖尿病治療薬／SGLT2 阻害薬 |

12. 追試結果はいかに？

　血糖降下作用だけでなく，心不全や CKD に対する直接の保護作用も実証されている SGLT2 阻害薬．非糖尿病患者にも心不全・CKD の適応が拡張しています．今回は，腎機能に関して臨床的に広域な標的の RCT の客観的な読解をします．

エビデンス

Dapagliflozin in Patients with Chronic Kidney Disease[1]

エビデンス吟味

Step1　クリニカルクエスチョンの定式化

- **P（患者）**：顕性アルブミン尿（ACR200-5,000mg/g）および eGFR25-75mL/分/1.73m^2 を合併し，RAS 阻害薬を服用している CKD 患者

　総　4,304 例（女性33%，日本人を含むが詳細不明）

　平均年齢　61.8歳

　2型糖尿病患者　67.5%

　平均 BMI　29.5

　心血管疾患既往　37.4%

　心不全既往　10.9%

　平均 eGFR　43.1mL/分/1.73m^2

　尿中 ACR 中央値　949mg/g

- **I（介入）**：RAS 阻害薬にダパグリフロジン 10mg/日を上乗せ投与
- **C（比較対照）**：RAS 阻害薬にプラセボを上乗せ投与
- **O（アウトカム）**：

　一次エンドポイント

　　50％以上の持続的 eGFR 低下，末期腎不全（透析・腎移植・eGFR ＜15mL/

分/1.73m^2），腎疾患死，**心血管死**（複合エンドポイント）

二次エンドポイント

「腎アウトカム」（50％以上の持続的 eGFR 低下・末期腎不全・腎疾患死）

心血管死・心不全入院

総死亡

その他のエンドポイントは仮説探究目的

Step2　妥当性のチェック

- デザイン：RCT
- 盲検化：あり
- 追跡期間：2.4年（中央値）で早期中止（群間差が早期に顕著化したため），完遂率：99.7％，追跡率：99.9％
- 服薬遵守率：実薬群87.3％，プラセボ群85.6％
- 解析：ITT 解析
- 検定多重性制御：各二次エンドポイントに対し階層的検定施行．サブグループ解析（事前設定）は検定多重性未制御．
- COI：**資金源は本剤製造企業であり，複数社員が研究者として参画．スポンサーによって行われた統計学的分析結果**は，大学の学術グループによって別個に再現されたとのこと．

Step3　信頼性のチェック

- 一次エンドポイント（**表1**）

実薬群ではプラセボ群と比較し，39％有意にリスクが低下した．

- 一次エンドポイント構成アウトカム（仮説**探究**）（**表2**）

eGFR 低下と末期腎不全のリスクがそれぞれ有意に低下した．心血管死には有意差を認めなかった．

- サブグループ解析（仮説**探究**）

年齢，性別，糖尿病有無，eGFR 45 mL/分/1.73m^2 未満 vs 以上，ACR 1,000mg/g 以下 vs 超の各比較において異質性は認めなかった．

- 二次エンドポイント（**表1**）

「腎アウトカム」，［心不全入院・心血管死］，総死亡のいずれも有意に低下し

た.

・eGFR 低下度は実薬群のほうがプラセボ群よりも有意に緩徐であった（表3）.

表1　DAPA-CKD の主な結果

	実薬群 2,152例	プラセボ群 2,152例	ハザード比 (95% CI)	P値
一次エンドポイント				
50%以上の持続的 eGFR 低下・末期腎不全（透析・腎移植・eGFR＜15）・腎疾患死・心血管死	9.2%	14.5%	0.61 (0.51 − 0.72)	＜0.001
一次エンドポイントの各要素（仮説探究）				
50%以上の持続的 eGFR 低下	5.2%	9.3%	0.53 (0.42 − 0.67)	＊
末期腎不全 （透析・腎移植・eGFR＜15）	5.1%	7.5%	0.64 (0.50 − 0.82)	＊
腎疾患死	＜0.1%	0.3%	−	＊
心血管死	3.0%	3.7%	0.81 (0.58 − 1.12)	＊
二次エンドポイント				
①「腎アウトカム」（50%以上の持続的 eGFR 低下・末期腎不全・腎疾患死）	6.6%	11.3%	0.56 (0.45 − 0.68)	＜0.001
②心血管死・心不全入院	4.6%	6.4%	0.71 (0.55 − 0.92)	0.009
③総死亡	4.7%	6.8%	0.69 (0.53 − 0.88)	0.004

単位略
＊探究的解析のため P 値報告なし
(Heerspink HJL, et al. Dapagliflozin in Patients with Chronic Kidney Disease. N Engl J Med 2020;383:1436-1446[1] より作成)

表2　一次エンドポイントのサブグループ解析

		ハザード比 (95% CI)
糖尿病既往	有	0.64 (0.52 − 0.79)
	無	0.50 (0.35 − 0.72)
eGFR	＜45	0.63 (0.51 − 0.78)
	≧45	0.49 (0.34 − 0.69)
ACR	≦1,000	0.54 (0.37 − 0.77)
	＞1,000	0.62 (0.50 − 0.76)

単位略
(Heerspink HJL, et al. Dapagliflozin in Patients with Chronic Kidney Disease. N Engl J Med 2020;383:1436-1446[1] より作成)

各論 エビデンスを斬る！ 糖尿病診療を正しく導くエビデンスの批判的吟味とその活かし方

① 糖尿病治療 | **(2) 血糖管理／糖尿病治療薬／SGLT2 阻害薬**

表3 eGFR 変化（先行研究結果との比較）

	DAPA-CKD[1]*	EMPEROR-Reduced[2]*	CREDENCE[3]
平均 eGFR 変化	−2.86/年（実薬） −3.79/年（プラセボ）	−0.55/年（実薬） −2.28/年（プラセボ）	−3.19/年（実薬） −4.71/年（プラセボ）

*非糖尿病患者も含む

（Heerspink HJL, et al. Dapagliflozin in Patients with Chronic Kidney Disease. N Engl J Med 2020;383:1436-1446[1], Packer M, et al. Cardiovascular and Renal Outcomes with Empagliflozin in Heart Failure. N Engl J Med 2020;383:1413-1424[2], Perkovic V, et al. Canagliflozin and Renal Outcomes in Type 2 Diabetes and Nephropathy. N Engl J Med 2019;380:2295-2306[3] より作成）

・下肢切断・骨折などの有害事象発生率は両群間で有意差を認めなかった．実薬群では糖尿病性ケトアシドーシスやフルニエ壊疽は発生しなかった．

Step4 | 臨床的意義の評価

・eGFR20-75mL/分/1.73m^2，ACR200～5,000mg/g の CKD 患者では，ダパグリフロジンによる腎保護効果が示され（NNT19 人），その効果は糖尿病の有無にかかわらず期待できそうである．

エビデンス解体

総評

本研究は，CREDENCE 試験[3]（各論1-2-9参照）と比較して，対象者の eGFR が低値であることと非糖尿病 CKD 患者も含む点が斬新です．

2型糖尿病対象の RCT のメタアナリシス（本研究は含まれていません）によると，腎イベントはプラセボと比較して統計学的に有意に38% リスクが低減し，その影響は心血管疾患既往の有無を問わず同程度である可能性が示されました[4]（表4）．本研究でのリスク低下度はこのメタアナリシス[4]の結果にほぼ合致しており，再現性・普遍性が示唆されます．

妥当性の鑑定

内的妥当性

まずはバイアスの評価をしましょう．RCT・盲検化・高追跡率を満たしてい

12. 追試結果はいかに？

表4 2型糖尿病対象の RCT のメタアナリシスによる腎イベント

RCT	ハザード比	95%CI
全体（5件）	0.62	0.56 − 0.70
心血管疾患既往あり（5件）	0.64	0.56 − 0.72
心血管疾患既往なし（3件）	0.60	0.50 − 0.73

（McGuire DK, et al. Association of SGLT2 Inhibitors With Cardiovascular and Kidney Outcomes in Patients With Type 2 Diabetes: A Meta-analysis. JAMA Cardiol 2021;6:148-158[4] より作成）

るので，研究デザイン上は質が高いでしょう．

　一次エンドポイントである「腎関連アウトカムと心血管死」のリスクは，プラセボと比較してダパグリフロジン投与群のほうが低いことが**実証**されました．一次エンドポイントには CREDENCE 試験[3]と同様に心血管死がねじ込まれていますが，次に説明するように，統計学的対処によって純粋な腎アウトカム自体の有意差も示されました．

　二次エンドポイントに関しては，研究開始前から検定多重性の制御（各論1-2-5コラム参照）がなされています．とはいえ，所詮，**仮説を提唱するオマケ**であり，この研究のデザインのうえで心不全アウトカムまで実証するのは臨床的に困難でしょう（心不全患者は約10％であり，心不全・心血管死のリスクが高い対象者であったものの，CKD をメイン疾患として組まれた試験なのでこの点では妥当性が高くないと考えられます）．また，絶対リスク低下度も僅かです．

　オマケ（**探究的**解析）ですが，心血管死に関しては早期試験中断により追跡期間が不十分であったために，検出力不足になった可能性があります．

外的妥当性

　続いて，結果の臨床的意義・一般適用性はどうでしょうか．一次エンドポイントの約2年半の NNT は19人ですので，臨床的インパクトは比較的大きいでしょう．また，糖尿病の有無を問わずに同程度の効果が示唆されたので，投与適応疾患が拡充するでしょう．ただし，対象者はタイトルにもあるように，**顕性アルブミン尿期**にあり **RAS 阻害薬が投与されている**症例で**限定的**ですし，RAS 阻害薬に取って代わることまでは言及できません．

美辞麗句に注意

　eGFR だけのアウトカム[2]でなく，臨床的な腎アウトカム改善[3]を再確証した点で臨床的意義が大きいと言えます．SGLT2阻害薬が血糖降下作用とは独立して腎臓や心臓に保護的に直接作用する機序も解明されてきています．腎臓に関しては，ナトリウム利尿や尿糖による浸透圧利尿が糸球体内圧を低下させることで，保護効果が生じる可能性が提唱されています．なお，この効果にはクラスエフェクトがあるでしょう．

　しかし，本論文で注意しなければならないことは，2型糖尿病患者の血糖コントロールの変化や全般的な体重変化・血圧変化が記載されていないことです．**結果の美しさだけでは薬効の本質は語れません**．

　本研究では，eGFR が $30\text{mL/分}/1.73\text{m}^2$ 未満の患者が約15% でした．サブグループ解析での eGFR 閾値は $45\text{mL/分}/1.73\text{m}^2$ であり，この分析結果を基に SGLT2阻害薬が CKD ステージ G4にも有効であるとは言えません．また，非糖尿病患者の分析（サブグループ解析）結果は上記のように**仮説探求**の位置づけにすぎず，この時点では**一報報告**にすぎないため，「本研究により，SGLT2阻害薬の腎保護効果が2型糖尿病のない CKD 患者にも拡張されることが確証された」[1]とは**過言**なので気を付けましょう（**論文の編集・校訂にもスポンサーから資金提供を受けた**ことが記載されています[1]）．

※参考文献
1. Heerspink HJL, et al. Dapagliflozin in Patients with Chronic Kidney Disease. N Engl J Med 2020;383:1436-1446.
2. Packer M, et al. Cardiovascular and Renal Outcomes with Empagliflozin in Heart Failure. N Engl J Med 2020;383:1413-1424.
3. Perkovic V, et al. Canagliflozin and Renal Outcomes in Type 2 Diabetes and Nephropathy. N Engl J Med 2019;380:2295-2306.
4. McGuire DK, et al. Association of SGLT2 Inhibitors With Cardiovascular and Kidney Outcomes in Patients With Type 2 Diabetes: A Meta-analysis. JAMA Cardiol 2021;6:148-158.

① 糖尿病治療 | **(2) 血糖管理／糖尿病治療薬／SGLT2 阻害薬**

13. エビデンスに使われないための護身術

SGLT2阻害薬のダパグリフロジンとエンパグリフロジンは糖尿病の有無に関係なく CKD に対して保険適用があります．保険上の CKD の定義は漠然としていますが，**一次エンドポイント**として SGLT2 阻害薬の効果が**実証**されている **RCT** は 3 件しかなく，いずれも対象者は**顕性アルブミン尿を合併**し RAS 阻害薬（ACE 阻害薬または ARB）を服用しているケースです．SGLT2 阻害薬（ダパグリフロジン，エンパグリフロジン）は心不全に対しても糖尿病の有無に関係なく保険適用がありますが，心不全患者においても腎アウトカムを改善することが示されています[1]．

今回は心不全を合併した日本人 2 型糖尿病における SGLT2 阻害薬の腎アウトカムを評価したエビデンスを，**エビデンスに振り回されないコツ**の伝授を含めて解説します．

エビデンス

DAPagliflozin for the attenuation of albuminuria in Patients with hEaRt failure and type 2 diabetes（DAPPER study）: a multicentre, randomised, open-label, parallel-group, standard treatment-controlled trial[2]

エビデンス吟味

| Step1 | クリニカルクエスチョンの定式化 |

・**P（患者）**：20 〜 85 歳の心不全を合併している日本人 2 型糖尿病患者

総数　294 例（女性 29 ％）

平均年齢　72.1 歳

平均 BMI　25.3

高血圧既往歴　84 ％

RAS 阻害薬服用　**65 ％**

平均 HbA1c　6.9%

平均 NT-proBNP　429.1pg/mL，平均左室拡張末期径（LVDd）　49.7mm

平均尿中 ACR　25.3mg/g（＞300mg/g 者は**約10%**），平均 eGFR　66mL/分/1.73m^2

- **I（介入）**：ダパグリフロジン 5mg/日（適宜 10mg/日まで増量）
- **C（比較対照）**：他の糖尿病治療薬
- **O（アウトカム）**：

　一次エンドポイント

　　尿中 ACR

　二次エンドポイント

　　心血管イベント・心不全パラメーターなど**23項目**（**5項目は研究開始後に追加**）

Step2　妥当性のチェック

- デザイン：RCT
- 盲検化：なし
- 追跡期間：2年，完遂率：実薬群 84%，**対照群 66%**
- 解析：full analysis set（一次エンドポイント解析対象：総 274 例）
- 検定多重性制御：**なし**
- COI：複数の著者とスポンサー企業間で金銭的 COI あり

Step3　信頼性のチェック（**表1**）

- 実薬群の完遂者 122 例のうち，107 例がダパグリフロジン 5mg/日を服用していた．
- 一次エンドポイント（仮説**実証**）

　両群間で，尿中 ACR（代用エンドポイント）に有意差を認めなかった．

- 二次エンドポイント（仮説**探求**[*]）

　［心血管死・心血管イベントによる入院］の複合リスク低下と LVDd 低下の**可能性が示唆**された．

[*]二次エンドポイントは**23項目**もあり，**検定多重性制御も実施されていない**ため，本研究では仮説**探求**目的とみなす[2]．

13. エビデンスに使われないための護身術

| 表1 | DAPPER study の結果 |

	実薬群	対照群	群間差	P値[*]
一次エンドポイント				
尿中 ACR 変化	3.7 (95% CI: -9.3 to 24.6)	6.9 (95% CI: -1.4 to 27.8)	-13.0 (95% CI -105.3 to 79.2)	0.78
二次エンドポイント				
eGFR 変化	-2.7	-3.2	0.5 (95% CI -2.1 to 3.1)	
LVDd 変化	-0.9	0.7	-1.6 (95% CI -2.6 to -0.5)	
NT-proBNP 変化	90.6	106.6	-15.9 (95% CI -122.3 to 90.4)	
心血管死・心血管イベントによる入院	8/144	19/141	ハザード比0.397 (95% CI 0.174 to 0.907)	
その他　略				

単位は略
*二次エンドポイント（本研究では仮説 探求 目的）では略
(Yoshihara F, et al. DAPagliflozin for the attenuation of albuminuria in Patients with hEaRt failure and type 2 diabetes (DAPPER study): a multicentre, randomised, open-label, parallel-group, standard treatment-controlled trial. EClinicalMedicine 2023;66:102334[2] より作成)

・有害事象

　薬剤関連重篤有害事象は，実薬群で3.4%，対照群で1.4%発生した.

Step4 ｜ 臨床的意義の評価

　心不全を合併した日本人2型糖尿病において，ダパグリフロジンによる有意な尿中 ACR 変化は認めなかった.

エビデンス解体

総評

　尿中 ACR は CKD のマーカーであるだけでなく，臨床的には心不全発症・心不全入院・心血管死の予測因子としても有用です. 本研究は，日本人を対象と

107

した心不全合併糖尿病患者での腎アウトカムを評価した点が斬新でしょう.

結果としては,ダパグリフロジン5mg/日の腎保護作用は他の糖尿病治療薬と比較してニュートラルでした.しかし,SGLT2阻害薬による腎保護作用を**一次エンドポイントとして実証**した**現時点での**既存RCT[3-5]は**RAS阻害薬を服用している顕性アルブミン**尿合併者を対象としており,それ以外の症例についても**猫も杓子も効果が期待できるとは限らない可能性を見直す**のに本研究は役立ちます.

本研究で有意な効果を認めなかった理由として想定される機序を挙げます.
・顕性蛋白尿期の腎症でないとSGLT2阻害薬は奏功しない.
・RAS阻害薬への上乗せ投与でないとSGLT2阻害薬は奏功しない.
・既存報告より投与量が少なかった(日本で承認されている2型糖尿病治療開始量は5mg/日であり,ベースライン血糖コントロールも良好でしたので**増量する必要性がなかった**のでしょう.最初から10mg/日投与するプロトコルなら有意差が出ていたかもしれません).
・追跡期間が短く,しかも**完遂率が高くなかった**ため,検出力が不足していた.
・尿中ACRは**変動が大きい**が,本研究ではワンポイントでしか測定されなかったので結果が「希釈」されたかもしれない.

エビデンス押し売りに注意(総論1-3,推薦図書参照)

EBMは患者に始まり患者に帰着します.エビデンスは**適切に使いこなすもの**です.「はじめにエビデンスあり」というのは**誤謬**です.エビデンスが投げ売りされている現世ですので,本論文を読むに当たりあらためて注意を喚起したいと思います.

朝三暮四・誇大宣伝

本研究の一次エンドポイント(仮説**実証**)では有意差を認めませんでしたが,二次エンドポイント(仮説**探求**)の一部に有意差があることが**示唆**されました.ネットニュースなどで,有意差のない一次エンドポイントを軽視して二次エンドポイントを前面に出して過大報告することが多々ありますが,それは**朝三暮四**です.どんぐりの順を替えただけで**騙されないように**しましょう(各論1-1-1参照).

13. エビデンスに使われないための護身術

　本研究では二次エンドポイントは仮説提唱どころか仮説探求を目的として設定されていることが原文に明記されていますが,「心血管イベントを効果的に減らすために尿中 ACR が低値で腎機能が保持された心不全合併 2 型糖尿病患者にダパグリフロジンを処方することを勧める」という結論が捻出されています[2]. この点も論調のすり替えに要注意です.

有名無実?

　代用エンドポイントである尿中 ACR は,臨床的腎アウトカムの治療マーカーとしては限界があるのかもしれません. 一般に腎アウトカムの定義は曖昧模糊としていることにも気を付けましょう.

下手な鉄砲も数撃てば当たる

　二次エンドポイントは 23 項目ありますので,1 項目以上が偶然に $p < 0.05$(偽陽性)となる確率が高率(約 70%)です. 多重検定制御(各論 1-2-5 コラム参照)もなされていないので, 二次エンドポイント結果は精度が非常に低いでしょう.

あばたもえくぼ・坊主憎けりゃ袈裟まで憎い

　盲検ではないので,情報バイアスが大きい印象です. 介入内容がネタバレしていると, アウトカム判定時に主観・先入観が入り込んで正確・確実な評価が困難になります. 本研究での一次エンドポイントは尿中 ACR という機械測定値ですので処方医の「親の欲目」が入り込む余地はほとんどないと思われますが, 二次エンドポイントの多くについてはその可能性が高いことは否めません.

[推薦図書]

能登洋. スッキリわかる!臨床統計はじめの一歩 改訂版:羊土社;2018.

※参考文献

1. Packer M, et al. Empagliflozin and Major Renal Outcomes in Heart Failure. N Engl J Med 2021;385:1531-1533.
2. Yoshihara F, et al. DAPagliflozin for the attenuation of albuminuria in Patients with hEaRt failure and type 2 diabetes (DAPPER study): a multicentre, randomised, open-label, parallel-group, standard treatment-controlled trial. EClinicalMedicine 2023;66:102334.
3. Perkovic V, et al. Canagliflozin and Renal Outcomes in Type 2 Diabetes and Nephropathy. N Engl J Med 2019;380:2295-2306.
4. Heerspink HJL, et al. Dapagliflozin in Patients with Chronic Kidney Disease. N Engl J Med 2020;383:1436-1446.
5. Herrington WG, et al. Empagliflozin in Patients with Chronic Kidney Disease. N Engl J Med 2023;388:117-127.

| 各論 エビデンスを斬る！ | ① 糖尿病治療 | (2) 血糖管理／糖尿病治療薬／SGLT2 阻害薬 |

14. 一石二鳥のエビデンス？

心血管疾患二次予防効果[1]が実証されている SGLT2 阻害薬．腎臓病[2,3]や心不全[4]に対してもリスク低下効果があることを示すエビデンスが続々と登場しています．今回のエビデンスは，SGLT2 阻害薬による心腎保護効果の再現性・一般性を実証するものかどうか検証してみましょう．

エビデンス

Cardiovascular and Renal Outcomes with Empagliflozin in Heart Failure[5]

エビデンス吟味

| Step1 | クリニカルクエスチョンの定式化 |

- **P（患者）**：NYHA class Ⅱ，Ⅲ，Ⅳおよび LVEF40％以下の高リスク心不全患者

  総数　3,730 例（女性 24％，日本人含むが詳細不明）

  平均年齢　66.9 歳

  平均 BMI　27.9

  糖尿病患者　49.8％

  高血圧患者　72.4％

  平均 LVEF　27.5％

  NT-proBNP（中央値）　実約群 1,887pg/mL，プラセボ群 1,926pg/mL

  平均 eGFR　62mL/分/1.73m^2

- **I（介入）**：心不全標準治療にエンパグリフロジン 10mg/日を上乗せ投与
- **C（比較対照）**：心不全標準治療にプラセボを上乗せ投与
- **O（アウトカム）**：

  一次エンドポイント

  　心不全入院（追跡期間中の初回入院）・心血管死（複合エンドポイント）

糖尿病診療を正しく導くエビデンスの批判的吟味とその活かし方

「筆頭」二次エンドポイント

- ・心不全入院総数（追跡期間中の延べ入院数）
- ・eGFR 低下率

Step2 | 妥当性のチェック

- ・デザイン：RCT
- ・盲検化：あり
- ・追跡期間：16カ月（中央値），追跡率：99.9%
- ・未服薬・服薬中断率：18%
- ・解析：ITT 解析
- ・検定多重性制御：階層的検定
- ・COI：**資金源は本剤製造企業であり，複数社員が研究者として参画．統計解析は学術担当研究員の監督下に該当社員が行い**，独立した統計専門家が再解析・結果承認した．

Step3 | エンドポイントの評価・信頼性のチェック

- ・代用エンドポイント（仮説探求のため有意差判定なし）
  実薬群ではプラセボ群と比較して NT-proBNP は 103pg/mL（中央値），体重は平均 0.82kg，収縮期血圧は平均 0.7mmHg それぞれ低値となり，ヘマトクリットは 2.36% 高値となった．糖尿病患者においては，実薬群のほうが HbA1c は平均 0.16% 低値になった．
- ・一次エンドポイント（**表1，表2**）
  ハザード比は 25% 統計学的有意に低下し，NNT は 19（95% CI 13-37）人であった．一次エンドポイントの細別解析（仮説探求のため有意差判定なし）では，いずれのアウトカムもリスクが低下する可能性が示唆された．
- ・サブグループ解析（仮説探求のため有意差判定なし）では異質性は概ね認めず，糖尿病・ミネラルコルチコイド受容体拮抗薬使用・アンジオテンシン受容体／ネプリライシン阻害薬（ARNI）使用の有無にかかわらずリスクが低下した．ただし，NYHA class Ⅲ，Ⅳの患者は class Ⅱ の患者よりも効果が小さい傾向にあった．

各論 エビデンスを斬る！ 糖尿病診療を正しく導くエビデンスの批判的吟味とその活かし方

① 糖尿病治療 │ **(2) 血糖管理／糖尿病治療薬／SGLT2 阻害薬**

表1 主な結果

	実薬群 1,863 例	プラセボ群 1,867 例	ハザード比 (95% CI)	P 値
一次エンドポイント				
心不全入院・心血管死	19.4%	24.7%	0.75（0.65 − 0.86）	＜ 0.001
一次エンドポイントの各要素（仮説探究）				
心不全入院	13.2%	18.3%	0.69（0.59 − 0.81）	＊
心血管死	10.0%	10.8%	0.92（0.75 − 1.12）	＊
二次エンドポイント				
「筆頭」二次エンドポイント				
心不全入院総数	388 件	553 件	0.70（0.65 − 0.85）	＜ 0.001
平均 eGFR 変化 (ml/分/1.73 m²/年)	−0.55 ± 0.23	−2.28 ± 0.23	1.73（1.10 − 2.37）	＜ 0.001
その他の二次エンドポイント（仮説提唱・探求）				
総死亡	13.4%	14.2%	0.92（0.77 − 1.10）	＊

＊探究的解析のため P 値報告なし

(Packer M, et al. Cardiovascular and Renal Outcomes with Empagliflozin in Heart Failure. N Engl J Med 2020;383:1413-1424[5] より作成)

表2 一次エンドポイントのサブグループ解析

		ハザード比 (95% CI)
糖尿病既往	有	0.72（0.60 − 0.87）
	無	0.78（0.64 − 0.97）
NYHA class	II	0.71（0.59 − 0.84）
	III, IV	0.83（0.66 − 1.04）

(Packer M, et al. Cardiovascular and Renal Outcomes with Empagliflozin in Heart Failure. N Engl J Med 2020;383:1413-1424[5] より作成)

- 「筆頭」二次エンドポイント（**表1**）

  心不全入院総数は有意に低下した.

  eGFR 低下率は有意に軽減した.

- その他の二次エンドポイント（仮説提唱・探求のため有意差判定なし）（**表1**）

  総死亡リスクは微減した（他は略）.

- 有害事象

  実薬群で尿路感染症リスクが増加したが，脱水・骨折・下肢切断・重症低血糖・糖尿病性ケトアシドーシスなど重篤な有害事象リスクは両群間で差はなかった.

14. 一石二鳥のエビデンス?

Step4 | 臨床的意義の評価

エンバグリフロジンは，HFrEF 患者の心不全入院・腎機能悪化のリスクを糖尿病の有無にかかわらず低下させることが示された.

エビデンス解体

総評

研究デザイン上は，交絡バイアスは非常に小さく，多重検定対処もなされており，追跡率も高かったため内的妥当性は高い印象です.

しかし，エンドポイント判定の妥当性には留意しなければなりません. 入院という「ソフトな」エンドポイントは主観・贔屓目・欲目・情状の影響を受けやすい項目です. すなわち，情報操作や不正判定のリスクが高いものです. 盲検化された研究でも，実薬かどうかは血糖値・血圧・体重を見れば概ね予測できることが少なくないため，判定については恣意性の可能性は完全には否定できないでしょう. NNT は19人だったものの，COI も勘案して割り引いて解釈する必要があります.

一般に二次エンドポイントはオマケの存在であり，仮説実証ではなく仮説を提唱するものです. 最近では，この論文のように階層的検定をする計画を事前に設定しておくことで，一次エンドポイントに有意差がある場合は二次エンドポイントも検証することが可能となってきています（各論1-2-5コラム参照）. 本論文では，その手順で一次エンドポイントと事前に設定された「最重要」二次エンドポイント2件で有意差を認めたので，心不全入院予防と腎機能悪化予防の両者が統計学的に実証されました（ただし，腎機能に関しては「心不全患者において」という条件付きであり，指標は eGFR 値ですので臨床的意義は「鳥0.5羽」程度でしょうか）.

SGLT2阻害薬の心腎機能保護作用はこれで確定?（表3）

本研究の発表までは心不全[4]や腎臓病[3]に関する RCT はそれぞれ1件しかありませんでしたが，このエビデンスをもとに前者の抑制効果はほぼ確定したものと言えるでしょう. 一次エンドポイントのリスク低下度は DAPA-HF[4] と同程度です. 後者についても，援護射撃が続いています[2]. 両者とも糖尿病のない患

113

表3　先行研究結果との比較

	本研究[5*]	DAPA-HF[4*]	CREDENCE[3]	DAPA-CKD[2*]
心不全入院・心血管死リスク	0.75	0.74	−	−
平均 eGFR 変化	−0.55/年 （実薬） −2.28/年 （プラセボ）	−	−3.19/年 （実薬） −4.71/年 （プラセボ）	−2.86/年 （実薬） −3.79/年 （プラセボ）

*非糖尿病患者も含む
eGFR の単位は略
(Heerspink HJL, et al. Dapagliflozin in Patients with Chronic Kidney Disease. N Engl J Med 2020;383:1436-1446[2], Perkovic V, et al. Canagliflozin and Renal Outcomes in Type 2 Diabetes and Nephropathy. N Engl J Med 2019;380:2295-2306[3], McMurray JJV, et al. Dapagliflozin in Patients with Heart Failure and Reduced Ejection Fraction. N Engl J Med 2019;381:1995-2008[4], Packer M, et al. Cardiovascular and Renal Outcomes with Empagliflozin in Heart Failure. N Engl J Med 2020;383:1413-1424[5] より作成)

者においても効果が示されている[2, 4, 5]点は糖尿病治療薬として斬新です.

　心血管死リスク低下が僅かであったのは, 検出力不足によるものだと思われます（心血管死に関する臨床的インパクトは心不全ほど大きくありませんし, 死亡リスク評価のためには追跡期間が短すぎます）. 実際, DAPA-HF とのメタアナリシス[6]では心血管死については14%, 総死亡については13%の有意なリスク低下がそれぞれ示されています（ただし, オマケのエンドポイントのメタアナリシスなので結果はやはり**オマケに過ぎない**ことに注意しましょう）.

どのような症例に適している？

　まずは糖尿病の有無で比較しましょう. 相対リスク低下度は同程度ですが, 絶対リスク低下度を一次エンドポイントの NNT で比較すると, 糖尿病患者では14人, 非糖尿病患者では26人でしたので, 糖尿病患者のほうがベネフィットが著明に大きいことがわかります.

　心不全の重症度で比較すると, DAPA-HF[4] と同様に比較的軽症の心不全患者のほうがベネフィットが大きかったため, 投与する場合はそのような対象者を優先することが好ましいでしょう.

　先行する DAPA-HF[4]の患者層と比較し, 本研究の対象者は LVEF が低く NT-proBNP が高いことが特徴ですが, 一次エンドポイントに関しては両者でほぼ同様の有意な結果でした. なお, 心不全既往の有無・年齢・性別・腎機能にか

かわらず効果が期待できることがメタアナリシス[6]で示されています.

医学的吟味

SGLT2阻害薬投与により,血糖降下・体重減少・血圧低下・利尿作用など臨床的効果から予測されるリスク低下度以上に,早期から顕著な心腎関連効果が認められます.しかも,糖尿病の有無にかかわらず同程度に相対リスクが低下します.このような心腎機能保護作用には,AMPK(AMP活性化プロテインキナーゼ)やSIRT1(サーチュイン1)活性化による細胞ストレスの軽減の関与も想定されています[7-9].

特に心不全治療に関しては,ミネラルコルチコイド受容体拮抗薬やARNIとは独立した相加効果が確認された[5,6]ので,心不全治療薬としての位置づけも一層高まっていきそうです.

クラスエフェクトは?

用量は異なるものの,作用機序はほぼ同じなので,クラスエフェクトとして各SGLT2阻害薬の効果はほぼ同様であることが想定されます.日本のリアルワールドデータでもそれが支持されています[10].

※参考文献
1. Zelniker TA, et al. SGLT2 inhibitors for primary and secondary prevention of cardiovascular and renal outcomes in type 2 diabetes: a systematic review and meta-analysis of cardiovascular outcome trials. Lancet 2019;393:31-39.
2. Heerspink HJL, et al. Dapagliflozin in Patients with Chronic Kidney Disease. N Engl J Med 2020;383:1436-1446.
3. Perkovic V, et al. Canagliflozin and Renal Outcomes in Type 2 Diabetes and Nephropathy. N Engl J Med 2019;380:2295-2306.
4. McMurray JJV, et al. Dapagliflozin in Patients with Heart Failure and Reduced Ejection Fraction. N Engl J Med 2019;381:1995-2008.
5. Packer M, et al. Cardiovascular and Renal Outcomes with Empagliflozin in Heart Failure. N Engl J Med 2020;383:1413-1424.
6. Zannad F, et al. SGLT2 inhibitors in patients with heart failure with reduced ejection fraction: a meta-analysis of the EMPEROR-Reduced and DAPA-HF trials. Lancet 2020;396:819-829.
7. Griffin M, et al. Empagliflozin in Heart Failure: Diuretic and Cardiorenal Effects. Circulation 2020;142:1028-1039.
8. Petrie MC, et al. Effect of Dapagliflozin on Worsening Heart Failure and Cardiovascular Death in Patients With Heart Failure With and Without Diabetes. JAMA 2020;323:1353-1368.
9. Packer M. SGLT2 Inhibitors Produce Cardiorenal Benefits by Promoting Adaptive Cellular Reprogramming to Induce a State of Fasting Mimicry: A Paradigm Shift in Understanding Their Mechanism of Action. Diabetes Care 2020;43:508-511.
10. Suzuki Y, et al. Comparison of cardiovascular outcomes between SGLT2 inhibitors in diabetes mellitus. Cardiovasc Diabetol 2022;21:67.

糖尿病治療 (2) 血糖管理／糖尿病治療薬／SGLT2 阻害薬

15. 過剰期待は禁物

SGLT2 阻害薬のダパグリフロジンとエンパグリフロジンは，左室駆出率（LVEF）が低下した心不全（HFrEF,「収縮不全」）に対するエビデンスが先行しました．今回は遅れて発表された LVEF が保持された心不全（HFpEF,「拡張不全」）に対するエビデンスを検証しましょう．

エビデンス

Empagliflozin in Heart Failure with a Preserved Ejection Fraction（EMPEROR-Preserved）[1]

エビデンス吟味

Step1　クリニカルクエスチョンの定式化

- **P（患者）**：NYHA class Ⅱ，Ⅲ，Ⅳおよび LVEF ＞40％の心不全患者
  総数　5,988 例（女性 45％，日本人含むアジア人 14％）
  平均年齢　71.9 歳
  平均 BMI　29.8
  糖尿病患者　49％
  高血圧患者　91％
  心房細動患者　51％
  平均 LVEF　54.3％
  NT-proBNP（中央値）　実薬群 994pg/mL，プラセボ群 946pg/mL
  平均 eGFR　61mL/分/1.73m²
- **I（介入）**：心不全標準治療にエンパグリフロジン 10mg/日を上乗せ投与
- **C（比較対照）**：心不全標準治療にプラセボを上乗せ投与
- **O（アウトカム）**：
  一次エンドポイント

心不全入院（追跡期間中の初回入院）・心血管死（複合エンドポイント）

「筆頭」二次エンドポイント

- ・心不全入院総数（追跡期間中の延べ入院数）
- ・eGFR 低下率

Step2 妥当性のチェック

- ・デザイン：RCT
- ・盲検化：あり
- ・追跡期間：26.2 カ月（中央値），追跡率：99.4%
- ・未服薬・服薬中断率：23%（両群同等）
- ・解析：ITT 解析
- ・検定多重性制御：階層的検定
- ・COI：資金源は本剤製造企業であり，複数社員が研究実行委員として参画

Step3 エンドポイントの評価・信頼性のチェック

- ・代用エンドポイント（仮説探求のため有意差判定なし）

  52 週時点において，実薬群ではプラセボ群と比較して NT-proBNP は平均5%，体重は平均 1.28kg，収縮期血圧は平均 1.2mmHg，尿酸は平均 0.8mg/dL それぞれ低値となった．ヘマトクリットは平均 2.36% 高値となった．

  糖尿病患者においては，実薬群のほうが HbA1c は平均 0.19% 低値となった．

- ・一次エンドポイント（表1，表2）

  ハザード比は 21% 統計学的に有意に低下し，NNT は 31（95% CI 20-69）人であった．一次エンドポイントの細別解析（仮説探求のため有意差判定なし）では，心不全入院が 29% 低下することが示唆された．

  サブグループ解析（仮説探求のため有意差判定なし）では異質性は概ね認めず，糖尿病の有無にかかわらずリスクが低下した．ただし，NYHA class Ⅲ，Ⅳ，LVEF ≧ 60% の患者は効果が小さい傾向にあった．

- ・「筆頭」二次エンドポイント（表1）

  心不全入院総数は有意に低下した（ハザード比 0.73）．

  eGFR 低下率（代用エンドポイント）は有意に軽減した（-1.25 vs -2.62mL/分/1.73m^2/年）．

各論　エビデンスを斬る！　糖尿病診療を正しく導くエビデンスの批判的吟味とその活かし方

① 糖尿病治療　(2) 血糖管理／糖尿病治療薬／SGLT2 阻害薬

表1　EMPEROR-Preserved の結果

	実薬群 2,997例	プラセボ群 2,991例	ハザード比 (95% CI)	リスク差	P 値
一次エンドポイント					
心不全入院・心血管死	13.8%	17.1%	0.79 (0.69 − 0.90)	−3.3%	＜ 0.001
一次エンドポイントの各要素（仮説探究）					
心不全入院	8.6%	11.8%	0.71 (0.60 − 0.83)	−3.2%	＊
心血管死	7.3%	8.2%	0.91 (0.76 − 1.09)	−0.9%	＊
二次エンドポイント					
「筆頭」二次エンドポイント					
心不全入院総数	407件	541件	0.73 (0.61 − 0.88)	−134件	＜ 0.001
平均 eGFR 変化 (ml/分/1.73 m²/年)	−1.25 ± 0.11	−2.62 ± 0.11		1.36 (1.06 − 1.66)	＜ 0.001
その他の二次エンドポイント（仮説提唱・探求）					
総死亡	14.1%	14.3%	1.00 (0.87 − 1.15)	−0.2%	＊

＊探究的解析のため P 値報告なし
（Anker SD, et al. Empagliflozin in Heart Failure with a Preserved Ejection Fraction. N Engl J Med 2021;385:1451-1461[1] より作成）

表2　一次エンドポイントのサブグループ解析

		ハザード比 (95% CI)
糖尿病既往	有	0.79 (0.67 − 0.94)
	無	0.78 (0.64 − 0.95)
NYHA class	II	0.75 (0.64 − 0.87)
	III, IV	0.86 (0.68 − 1.09)
LVEF (%)	＜50%	0.71 (0.57 − 0.88)
	≥50% to ＜60%	0.80 (0.64 − 0.99)
	≥60%	0.87 (0.69 − 1.10)

（Anker SD, et al. Empagliflozin in Heart Failure with a Preserved Ejection Fraction. N Engl J Med 2021;385:1451-1461[1] より作成）

118

15. 過剰期待は禁物

・その他の二次エンドポイント（仮説提唱・探求のため有意差判定なし）

総死亡リスクは同程度であった．（他は略）

・有害事象

重篤有害事象は実薬群で47.9％，プラセボ群で51.6％発生し，実薬群で尿路泌尿器感染症および低血圧のリスクが増加した．

Step4 │ 臨床的意義の評価

エンパグリフロジンは，HFpEF患者の心不全入院／心血管死のリスクを低下させることが実証され，その効果は糖尿病の有無と無関係であることが示唆された．

エビデンス解体

総評

HFrEFに対するエンパグリフロジンのRCT[2]（各論1-2-14参照）とほぼ同様の研究デザインであり，交絡バイアスは非常に小さく，検定多重性制御もなされており，追跡率も高かったため内的妥当性は高い印象です．作用機序の点でも結果は理にかなっています．

しかし，今回もエンドポイント判定の妥当性には留意しなければなりません．入院という「ソフトな」エンドポイントは主観・晶屓目・欲目・情状の影響を受けやすく，情報操作や不正判定のリスクが高いものです．NNTは31人で臨床的インパクトは比較的大きそうですが，COIも勘案して割り引いて解釈する必要があります．未服薬・服薬中断率が両群とも比較的高いことも無視できないでしょう．

EMPEROR-Reduced[2]と同様に，心血管死リスク低下が僅少であったのは，検出力不足によるものだと思われます（心血管死に関する臨床的インパクトは心不全ほど大きくありませんし，死亡リスク評価のためには追跡期間が短すぎます）．

事前に設定された階層的検定（各論1-2-5コラム参照）によって，一次エンドポイントに有意差がある場合は二次エンドポイントも検証することが可能です．本論文では，その手順で一次エンドポイントと事前に設定された筆頭二次エン

ドポイント2件で有意差を認めたので，心不全入院（総数）予防と腎機能悪化予防の両者が統計学的に実証されました．ただし，腎機能に関しては「HFpEF患者において」という条件付きであり，指標はeGFR値という代用エンドポイントですので臨床的意義は過大評価しないよう留意しましょう．

どのような症例に適している？

本研究の対象者層としては，HFrEF患者対象のエビデンス[2,3]と比較して高齢であり，心房細動合併者が多いことが特徴です．

まずは糖尿病の有無で比較しましょう．相対リスク低下度は同程度ですが，NNTで比較すると，糖尿病患者では29人，非糖尿病患者では33人でしたので，糖尿病患者のほうがベネフィットが僅かながら大きいことがわかります．なお，相対リスク低下度はHFrEF患者[2,3]より小さいものでした（表3）．

心不全の重症度で比較すると，NYHA分類では比較的軽症のほうが相対リスク低下度が大きく，LVEFでは比較的高値のほうが相対リスク低下度が減少傾向でした．この点についてはさらなる循環器的検証[4]が必要でしょう．

ちなみに，心不全の症状・所見はHFpEFとHFrEFで頻度が異なることが報告されています（表4）．EBMにおいてこそ，このような基本診察事項も見直しましょう．

オールマイティーな心不全治療薬？（表3）

HFrEFに対するSGLT2阻害薬の治療効果は再現性が確認されています．本研究はHFpEFに対するSGLT2阻害薬の効果を実証したものとしては斬新ですが，その後再現性も確認されています[4]．ただし，いずれも心不全の標準治療薬への上乗せ効果であり，単剤で劇的な効果が得られるわけでもありません．MRAやARNIとは独立した相加効果が示唆されたものの，それらを上回る効果があるかは未確定です．短期間で奏効することは臨床的意義が大きそうですが，長期的な効果や安全性は未知数です．

有効な治療薬が稀少であるHFpEFを含めた心不全治療効果が続々と支持されてきていますが，ベネフィットの程度や長期リスクの未確定さを勘案し，現時点では過剰期待は禁物です．条件反射的にとびつかないよう気を付けましょう．

表3 心不全を一次エンドポイントに含む SGLT 2阻害薬の主要エビデンス

	EMPEROR-Preserved[1]	EMPEROR-Reduced[2]	DAPA-HF[3]	DDELIVER[4]	SOLOIST-WHF[5]	SCORED[6]
薬剤	エンパグリフロジン 10mg/日	エンパグリフロジン 10mg/日	ダパグリフロジン 10mg/日	ダパグリフロジン 10mg/日	ソタグリフロジン 200～400mg/日	ソタグリフロジン 200～400mg/日
対象者数	5,988人	3,730人	4,744人	6,263人	1,222人	10,584人
平均年齢	72歳	67歳	66歳	72歳	70歳	69歳
糖尿病患者	49%	50%	42%	45%	100%	100%
心不全	HFpEF	HFrEF	HFrEF	HFmrEF/HFpEF	心不全増悪あり. LVEF35%(中央値)	心不全既往31%(LVEF<40%：10%, ≧40%：21%)
NT-proBNP (中央値)	約970	約1,900	約1,400	記載なし	約1,800	約200
平均eGFR	61	62	66	61	50 (中央値)	45
一次エンドポイント	心不全入院 (追跡期間中の初回入院)・心血管死	心不全入院 (追跡期間中の初回入院)・心血管死	心不全増悪 (追跡期間中の初回入院・静注治療)・心血管死	心不全増悪 (追跡期間中の入院・緊急治療)・心血管死	心血管死・心不全増悪 (入院・緊急治療) の総数	心血管死・心不全増悪 (追跡期間中の初回入院・緊急治療)
追跡期間	26ヶ月 (中央値)	16ヶ月 (中央値)	18ヶ月 (中央値)	28ヶ月 (中央値)	9ヶ月 (中央値)	16ヶ月 (中央値)
対照群でのイベント発生率	17.1%	24.7%	21.2%	19.5%	76件/100人年	7.5件/100人年
相対リスク	0.79 (DM群 0.79, 非DM群 0.78)	0.75 (DM群 0.72, 非DM群 0.78)	0.74 (DM群 0.75, 非DM群 0.73)	0.82 (DM群 0.83, 非DM群 0.81)	0.67 (LVEF < 50%群 0.72, ≧50%群 0.48)	0.74
絶対リスク差	3.3%	5.3%	4.9%	3.1%	25.3件/100人年	1.9件/100人年

NT-proBNP と eGFR の単位は略

(Anker SD, et al. Empagliflozin in Heart Failure with a Preserved Ejection Fraction. N Engl J Med 2021;385:1451-1461[1]. Packer M, et al. Cardiovascular and Renal Outcomes with Empagliflozin in Heart Failure. N Engl J Med 2020;383:1413-1424[2]. McMurray JJV, et al. Dapagliflozin in Patients with Heart Failure and Reduced Ejection Fraction. N Engl J Med 2019;381:1995-2008[3]. Solomon SD, et al. Dapagliflozin in Heart Failure with Mildly Reduced or Preserved Ejection Fraction. N Engl J Med 2022;387:1089-1098[4]. Bhatt DL, et al. Sotagliflozin in Patients with Diabetes and Recent Worsening Heart Failure. N Engl J Med 2021;384:117-128[5]. Bhatt DL, et al. Sotagliflozin in Patients with Diabetes and Chronic Kidney Disease. N Engl J Med 2021;384:129-139[6] より作成)

① 糖尿病治療 | (2) 血糖管理／糖尿病治療薬／SGLT2 阻害薬

表4　HFpEF と HFrEF の主な症状・所見比較

	PARAGON-HF[7] (n = 4,725)	PARADIGM-HF[8] (n = 8,380)
心不全分類	HFpEF	HFrEF
労作時呼吸困難	92%	
疲労感	51%	
浮腫	38%	14%
起坐呼吸	18%	
頚静脈怒張	14%	10%
ラ音	7%	8%
発作性夜間呼吸困難	4%	
安静時呼吸困難	3%	
III 音	2%	9.5%

注：空白は報告なし

(Jering K, et al. Burden of Heart Failure Signs and Symptoms, Prognosis, and Response to Therapy: The PARAGON-HF Trial. JACC Heart Fail 2021;9:386-397[7], Selvaraj S, et al. Prognostic Implications of Congestion on Physical Examination Among Contemporary Patients With Heart Failure and Reduced Ejection Fraction: PARADIGM-HF. Circulation 2019;140:1369-1379[8]より作成)

※参考文献

1. Anker SD, et al. Empagliflozin in Heart Failure with a Preserved Ejection Fraction. N Engl J Med 2021;385:1451-1461.
2. Packer M, et al. Cardiovascular and Renal Outcomes with Empagliflozin in Heart Failure. N Engl J Med 2020;383:1413-1424.
3. McMurray JJV, et al. Dapagliflozin in Patients with Heart Failure and Reduced Ejection Fraction. N Engl J Med 2019;381:1995-2008.
4. Solomon SD, et al. Dapagliflozin in Heart Failure with Mildly Reduced or Preserved Ejection Fraction. N Engl J Med 2022;387:1089-1098.
5. Bhatt DL, et al. Sotagliflozin in Patients with Diabetes and Recent Worsening Heart Failure. N Engl J Med 2021;384:117-128.
6. Bhatt DL, et al. Sotagliflozin in Patients with Diabetes and Chronic Kidney Disease. N Engl J Med 2021;384:129-139.
7. Jering K, et al. Burden of Heart Failure Signs and Symptoms, Prognosis, and Response to Therapy: The PARAGON-HF Trial. JACC Heart Fail 2021;9:386-397.
8. Selvaraj S, et al. Prognostic Implications of Congestion on Physical Examination Among Contemporary Patients With Heart Failure and Reduced Ejection Fraction: PARADIGM-HF. Circulation 2019;140:1369-1379.

| ① 糖尿病治療 | (2) 血糖管理／糖尿病治療薬／SGLT2 阻害薬 |

16. "不純物" 混入に注意

　SGLT2阻害薬による「腎保護作用」を実証するエビデンスが続出しており，糖尿病の有無を問わずその効果が示されています．実際，日本でもダパグリフロジンとエンパグリフロジンはCKDの治療薬として糖尿病の有無に関わらず承認されています．はたしてSGLT2阻害薬による「腎保護作用」は確固たるものなのでしょうか？　検証しましょう．

エビデンス

Empagliflozin and Major Renal Outcomes in Heart Failure[1]

エビデンス吟味

Step1　クリニカルクエスチョンの定式化

・**P（患者）**：NYHA class Ⅱ，Ⅲ，Ⅳの HFrEF，HFpEF 患者（EMPEROR-Reduced[2]
　と EMPEROR-Preserved[3] の統合）

　総数　9,718例（女性37％）

　平均年齢　70歳

　平均BMI　29.1

　糖尿病患者　49％

　心不全関連パラメーター　各論1-2-14，各論1-2-15参照

　平均eGFR　61mL/分/1.73m^2（以下，単位略）

・**I（介入）**：心不全標準治療にエンパグリフロジン 10mg/日を上乗せ投与
・**C（比較対照）**：心不全標準治療にプラセボを上乗せ投与
・**O（アウトカム）**：

　一次エンドポイント

　　透析・腎移植・40％以上の持続的eGFR低下・eGFR＜15（ベースライン
　　eGFR≧30の場合）／＜10（ベースライン eGFR＜30の場合）（複合エンド

123

ポイント)

「筆頭」二次エンドポイント

eGFR 低下率

Step2 | 妥当性のチェック

・デザイン：RCT
・盲検化：あり
・追跡期間：21 カ月（中央値），追跡率：99.7%
・未服薬・服薬中断率：21%
・解析：ITT 解析
・検定多重性制御：階層的検定
・COI：**資金源は本剤製造企業であり，複数社員が研究実行委員として参画**

Step3 | エンドポイントの評価・信頼性のチェック（**表1**）

・一次エンドポイント
「腎アウトカム」は，HFrEF（EF ≦ 40%）の場合有意にリスクが低下したが
HFpEF（EF > 40%）の場合は有意な変化を認めなかった．
・「筆頭」二次エンドポイント
eGFR 低下率は HFrEF，HFpEF いずれにおいてもプラセボと比較して有意
に軽減した．両者統合解析では糖尿病の有無による差異は認めなかった．

Step4 | 臨床的意義の評価

　心不全入院減少率は HFrEF[2]，HFpEF[3] いずれにおいても同等であったが，「腎
アウトカム」は EF により影響された（HFpEF では有効性認めなかった）．

　eGFR 低下率は，心不全患者における臨床的腎アウトカムの指標として限界
があることが示唆された．

表1 「腎アウトカム」を一次エンドポイントとした SGLT2阻害薬のエビデンス

エビデンス	本文献解析		参考資料		
	EMPEROR-Reduced[2]	EMPEROR-Preserved[3]	DAPA-CKD[4]	CREDENCE[5]	日本の"リアルワールドデータ"[6]
実薬	エンパグリフロジン10mg	エンパグリフロジン10mg	ダパグリフロジン10mg	カナグリフロジン100mg	SGLT2阻害薬
CHF定義	EF≦40%	EF>40%	全体の11%；EF報告なし	全体の15%；EF報告なし	報告なし
糖尿病	50%	49%	68%	100%	100%
ベースラインeGFR	61.2	61.2	43.1	56.2	68.1
eGFR変化/年 プラセボ群	-2.27	-2.39	-3.79	-4.71	-1.22（他の糖尿病治療薬）
eGFR変化/年 実薬群	-0.50	-1.46	-2.86	-3.19	-0.47
eGFR変化/年 両群間差	1.77	0.94	0.93	1.52	0.75
主要腎アウトカムHR（95%CI）	0.51（0.33−0.79）	0.95（0.73−1.24）	0.61（0.51−0.72）	0.70（0.59−0.82）	0.40（0.26−0.61）
腎アウトカム要素	透析・腎移植・40%以上の持続的eGFR低下・eGFR<10−15	50%以上の持続的eGFR低下・末期腎不全（透析・腎移植・eGFR<15）・腎疾患死・心血管死		末期腎不全・血清クレアチニン値倍増・腎疾患死・心血管死	50%以上の持続的eGFR低下・末期腎臓病（eGFR<15）

(Packer M, et al. Cardiovascular and Renal Outcomes with Empagliflozin in Heart Failure. N Engl J Med 2020;383:1413-1424[2]. Anker SD, et al. Empagliflozin in Heart Failure with a Preserved Ejection Fraction. N Engl J Med 2021;385:1451-1461[3]. Heerspink HJL, et al. Dapagliflozin in Patients with Chronic Kidney Disease. N Engl J Med 2020;383:1436-1446[4]. Perkovic V, et al. Canagliflozin and Renal Outcomes in Type 2 Diabetes and Nephropathy. N Engl J Med 2019;380:2295-2306[5]. Nagasu H, et al. Kidney Outcomes Associated With SGLT2 Inhibitors Versus Other Glucose-Lowering Drugs in Real-world Clinical Practice: The Japan Chronic Kidney Disease Database. Diabetes Care 2021;44:2542-2551[6]より作成)

エビデンス解体

総評

統合した2研究[2,3]いずれも内的妥当性は高いものです．本研究は一見すると後付け統合解析の印象ですが，解析法は事前に設定されており検定多重性制御（各論1-2-5コラム参照）もいずれの論文[2,3]にも明記されていますので，研究デザイン・解析法の妥当性は問題ないでしょう（**COIを除く**）．

腎関連の臨床的エンドポイントの定義は容易ではなく，千差万別です．本研究のエンドポイントであるeGFR低下率と，「主要腎アウトカム」のリスク変化の傾向は合致しませんでした．本論文の著者は「eGFR低下率は，心不全患者における臨床的腎アウトカムの指標として限界がある」[1]と結論していますが，以下の理由により，必ずしもそうとは，現時点では断言できないでしょう．

・追跡期間が短い
・再現性を確認できるエビデンスが他にまだない（**表1**）
・心不全タイプにより「主要腎アウトカム」を左右する機序は究明されていない
・そもそも「主要腎アウトカム」の定義が**恣意的**な可能性がある

不純物混入に注意

複合エンドポイントの場合には，腎疾患と直接関連のないアウトカムまで混ざり込んでいる[4,5]ことも少なくありません（**表1**）．論文のタイトルやニュースの見出しに惑わされないように気を付けましょう．最近発表された「ポジティブな」エビデンス[7]でも「末期腎臓病または心血管死」が一次エンドポイントになっています．

また，宣伝や受け売り講演の切り札として頻用されるメタアナリシスのワナにも注意（各論1-2-19参照）．「腎アウトカム」に関する8件のRCTを対象としたメタアナリシス（HR0.64）が発表されています[8]が，その定義は**統一されていない**うえに大半は二次エンドポイントとしての「十把一絡げ」の解析なので，メタアナリシスといえども「羊頭狗肉」であることを見抜いて大きく割り引いて解釈することが必要です．

最適な腎アウトカムの定義は未確定でありエビデンスにより種々雑多ですので，エンドポイント内容も必ず確認しましょう．

16. "不純物" 混入に注意

※参考文献

1. Packer M, et al. Empagliflozin and Major Renal Outcomes in Heart Failure. N Engl J Med 2021;385:1531-1533.
2. Packer M, et al. Cardiovascular and Renal Outcomes with Empagliflozin in Heart Failure. N Engl J Med 2020;383:1413-1424.
3. Anker SD, et al. Empagliflozin in Heart Failure with a Preserved Ejection Fraction. N Engl J Med 2021;385:1451-1461.
4. Heerspink HJL, et al. Dapagliflozin in Patients with Chronic Kidney Disease. N Engl J Med 2020;383:1436-1446.
5. Perkovic V, et al. Canagliflozin and Renal Outcomes in Type 2 Diabetes and Nephropathy. N Engl J Med 2019;380:2295-2306.
6. Nagasu H, et al. Kidney Outcomes Associated With SGLT2 Inhibitors Versus Other Glucose-Lowering Drugs in Real-world Clinical Practice: The Japan Chronic Kidney Disease Database. Diabetes Care 2021;44:2542-2551.
7. Herrington WG, et al. Empagliflozin in Patients with Chronic Kidney Disease. N Engl J Med 2023;388:117-127.
8. Salah HM, et al. Effects of sodium-glucose cotransporter 1 and 2 inhibitors on cardiovascular and kidney outcomes in type 2 diabetes: A meta-analysis update. Am Heart J 2021;233:86-91.

① 糖尿病治療　(2) 血糖管理／糖尿病治療薬／SGLT2阻害薬

17. 臨床試験は臨床「試合」!?

　Game（試合，競技，ゲーム）におけるプレーヤーやチームの強さの指標として，勝率（勝敗比）があります．臨床試験では実薬と対照薬の優劣比較には一般に相対リスク（リスク比，オッズ比，ハザード比，レート比など）を使用しますが，最近ではgameのようにそれぞれの勝率を比較した勝率比を用いることも提唱されています[1]．今回は臨床試験において勝率比を用いることの功罪を解説しましょう．

エビデンス

The SGLT2 inhibitor empagliflozin in patients hospitalized for acute heart failure: a multinational randomized trial[2]

エビデンス吟味

Step1　クリニカルクエスチョンの定式化

・**P（患者）**：急性心不全患者，ランダム化割付までの期間：3日（中央値）

　総数　15カ国（日本を含む）から530例（女性34%）

　年齢中央値　71歳

　症状スコア（KCCQ-TSS*）中央値　37.5（実薬群），39.6（プラセボ群）

　LVEF中央値　31.5%（HFpEF〔LVEF＞40%〕33.2%，HFrEF〔LVEF≦40%〕66.8%）

　NT-proBNP中央値（pg/mL）　3,299（実薬群），3,106（プラセボ群）

　心不全状態　慢性心不全の急性増悪　67%

　　　　　　　急性de novo（新生）心不全　33%

　BMI平均値　28.7

　eGFR中央値　実薬群50mL/分/1.73m^2，プラセボ群54mL/分/1.73m^2

　糖尿病　45%

- **I（介入）**：エンパグリフロジン10mg/日を投与
- **C（比較対照）**：プラセボを投与
- **O（アウトカム）**：

  一次エンドポイント（優先順位①～④の項目の複合）

  　①総死亡

  　②心不全イベント（心不全入院・心不全急性診療）数

  　③心不全イベント発症までの期間

  　④症状スコア（KCCQ-TSS*2）5ポイント以上の改善

  二次エンドポイント　　　省略

*KCCQ-TSS（Kansas City Cardiomyopathy Questionnaire Total Symptom Score）
＝質問票で0～100ポイントにスコア化され，高値ほど健康状態が良好

Step2 ｜ 妥当性のチェック

- デザイン：RCT
- 盲検化：あり
- 追跡期間：90日間
- 追跡率：97.9%
- 服薬遵守率：実薬群80.0%，プラセボ群76.5%
- 解析：ITT解析．慢性心不全者と de novo 心不全者の2層に分け，各層において**図1**の流れで**階級的各項目**における「勝敗」を**順に**判定し，最終的に両層の結果を合算
- 検定多重性制御：なし
- COI：**資金源は本剤製造企業であり，複数社員が研究者として参画**

Step3 ｜ 信頼性のチェック

- 一次エンドポイント（**表1**）

  実薬群（勝率53.9%）ではプラセボ群（勝率39.7%）と比較し，勝率比が有意に高値であった（1.36）．各項目のうち，総死亡・心不全イベント数・症状スコア改善に関して実薬群のほうがベネフィットが大きかった．

- サブグループ解析（仮説**提唱**）

  年齢70歳未満／以上・性別・糖尿病有無・eGFR 60mL/分/1.73m^{2}未満／以

図1 本研究における一次エンドポイントの「勝敗」判定ルール

実薬群とプラセボ群の**一人一人全員の組み合わせ**（総「試合」数＝実薬群人数×プラセボ群人数）で，死亡までの期間（「第1種目」）を比較：長かった人が「勝ち」

「勝敗」のついた参加者は除外し，**「引き分け」で残った人を対象**に，同様の組み合わせで心不全イベント数（「第2種目」）を比較：少なかった人が「勝ち」

「勝敗」のついた参加者は除外し，**「引き分け」で残った人を対象**に，同様の組み合わせで心不全イベント発症までの期間（「第3種目」）を比較：長かった人が「勝ち」

「勝敗」のついた参加者は除外し，**「引き分け」で残った人を対象**に，同様の組み合わせで症状スコア改善（「第4種目」）を比較：改善度が大きかった人が「勝ち」

「勝敗」ついた人は除外し，上記「全種目」で「勝敗」つかずに残留した人は「引き分け」判定

(Voors AA, et al. The SGLT2 inhibitor empagliflozin in patients hospitalized for acute heart failure: a multinational randomized trial. Nat Med 2022;28:568-574[2] より作成)

上・慢性／de novo 心不全・LVEF 40％未満／以上において，実薬のベネフィットは同傾向であった．

・重篤有害事象
実薬群で32.3％，プラセボ群で43.6％発生した．服薬中止に至った有害事象はそれぞれ8.5％，12.9％であった（詳細略）．

17. 臨床試験は臨床「試合」!?

表1 「勝敗」結果

	勝率[*]		勝率比（95% CI） P 値
	実薬群 265 例	プラセボ群 265 例	
一次エンドポイント総体	53.9%	39.7%	1.36（1.09 － 1.68） P ＝ 0.0054
一次エンドポイント内訳（上段から順に優先）			
総死亡	7.2%	4.0%	
心不全イベント数	10.6%	7.7%	
心不全イベント発症までの期間	0.2%	0.6%	
症状スコア改善	35.9%	27.5%	
上記 4 項目で「勝敗」つかず引き分けで残留	6.4%		

*勝率＝勝数 /（勝数＋敗数＋引き分け数）
（Voors AA, et al. The SGLT2 inhibitor empagliflozin in patients hospitalized for acute heart failure: a multinational randomized trial. Nat Med 2022;28:568-574[2] より作成）

Step4 | 臨床的意義の評価

　急性心不全患者に対し，エンパグリフロジンは 90 日間にわたり有意な臨床的ベネフィットをもたらし，その効果は HFrEF ／ HFpEF，慢性／ de novo 心不全，糖尿病の有無に無関係であることが示唆された．

エビデンス解体

総評

　結果だけ見ると，本研究の臨床的な意義は以下の点で SGLT2 阻害薬の効果が示されたことでしょう．
・心不全**急性期**患者を対象としている
・慢性心不全患者だけでなく，**心不全新規発症（de novo）患者**も含まれている
・HFrEF・HFpEF **両タイプ**が含まれている
・糖尿病患者と**非糖尿病患者**が含まれている
　特に前二者は斬新です．心不全急性期治療には一般に，利尿薬や血管作動薬が積極的に投与されるため，SGLT2 阻害薬による急性腎障害や脱水やケトアシドーシスのリスクが不明で早期から投与されることは稀でした．また，先行研

131

究は心不全の既往者やその高リスク者を対象とましたが，本研究で SGLT2 阻害薬早期投与の有効性も示唆されました．後二者については，先行研究結果の再現性と一般性が示唆されました．

臨床研究はゲーム !?

次に統計学的手法を鑑定しましょう．本研究では勝率と勝率比が以下のように定義されています．

> 勝　率＝勝数/(勝数＋敗数＋引き分け数)
>
> 勝率比＝実薬の勝率/プラセボの勝率
> 　　　＝実薬の勝率/実薬の敗率＝実薬の勝敗比 (実薬の勝数/敗数)

(Voors AA, et al. The SGLT2 inhibitor empagliflozin in patients hospitalized for acute heart failure: a multinational randomized trial. Nat Med 2022;28:568-574[2] より作成)

この奇抜な解析法の功罪を述べます．

メリット

・**個々の患者データ**を活用できる
・階層的解析 (第1種目〜第4種目) により各項目の**重み付け**ができる
　標準的解析法では，複合エンドポイントの各要素の重み付けはしないため，優先度が低かったり関連性が乏しかったりする構成要素の影響を大きく受ける危険性があります(各論1-2-12参照)．一般に臨床研究では**総死亡リスク評価が最重要**であり，この新手法では総死亡リスクに最重点を置いた解析ができます．
・指標がリスク・オッズなどよりも**分かりやすい**

デメリット・ピットフォール

・アウトカムリスクのレベルが異なる**不釣り合いな1対1**「試合」が発生する
　本研究では心不全の既往 (慢性／de novo) で2段階に分けて「対戦」が行われた (層別化) ため，バイアス対策が不十分ながら行われています．

- **臨床的意義**評価困難

  勝率比が臨床的インパクトにどう翻訳されるのか未確定です．**勝率比が高値だからといって臨床的意義が大きいとは限りません**．同じ勝率比でも引き分け数によって意義が異なることもあります（6勝2敗2分け vs 3勝1敗6分け）．

- 「勝敗」判定ラインが恣意的

  判定基準によって**結果の数値や臨床的意義は変動**します．例えば，入院後死亡時期を1日単位で判定するか，時間単位で判定するかです．「入院」という**「ソフトな」エンドポイント**の使用にも要注意．結果だけでなく，**統計解析欄も精読する必要**があります．

- 臨床研究は「ゲーム」ではない

  「優劣」は統計学的に客観的な用語として定着していますが，「勝敗」は**主観的・商業的色合い**が非常に大きい印象です．特に**金銭的COI**が大きい「エビデンス」は**商業上**の宣伝・広告として濫用されるリスク大です（各論1-2-19参照）．**EBMは患者さんに始まり患者さんに帰着するという鉄則**を肝に銘じましょう．

結語

SGLT2阻害薬の位置づけは徐々に高まってきています（総論2-2参照）．しかし，今回の研究は臨床的・統計学的に斬新ですが**商業色が濃厚**なので，**大きく割り引いて解釈すべきでしょう**．超一流ジャーナル[2]掲載だからといって**盲信するのはご法度**です．

※参考文献

1. Pocock SJ, et al. The win ratio: a new approach to the analysis of composite endpoints in clinical trials based on clinical priorities. Eur Heart J 2012;33:176-182.

2. Voors AA, et al. The SGLT2 inhibitor empagliflozin in patients hospitalized for acute heart failure: a multinational randomized trial. Nat Med 2022;28:568-574.

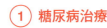

(2) 血糖管理／糖尿病治療薬／SGLT2阻害薬

18. 高齢者糖尿病でのトレードオフ？

　糖尿病の有無にかかわらず心腎保護作用が実証されてきているSGLT2阻害薬ですが，そのエビデンスの多くは国外からのものであり，また試験参加者に高齢者は多くありません．一般に日本人糖尿病患者は肥満レベルが比較的低く，欧米人とは病態が異なるとされるため，日本人高齢者糖尿病ではどの程度臨床的アウトカム改善が期待できるのか，サルコペニア進行のリスクはないのか，という疑問が残っています．今回は，そのクリニカルクエスチョンへの回答を期待して，エビデンスを検証してみましょう．

エビデンス

Efficacy and safety of the sodium-glucose co-transporter-2 inhibitor empagliflozin in elderly Japanese adults (≥ 65 years) with type 2 diabetes: A randomized, double-blind, placebo- controlled, 52-week clinical trial (EMPA-ELDERLY)[1]

エビデンス吟味

Step1　クリニカルクエスチョンの定式化

- **P（患者）**：65歳以上，BMI 22以上，HbA1c 7.0-10.0％の日本人2型糖尿病患者

  総数：129例

  女性：28％

  平均年齢：74歳

  平均BMI：25.6

  平均HbA1c：7.6％

- **I（介入）**：エンパグリフロジン10mg/日*
- **C（比較対照）**：プラセボ*

18. 高齢者糖尿病でのトレードオフ?

- **O**（アウトカム）

  一次エンドポイント

  　HbA1c

  二次エンドポイント

  　筋肉量，筋力，体組成など

*自己血糖測定指導も実施

| Step2 | 妥当性のチェック |

- デザイン：RCT
- 除外基準：MMSE*＜23点，eGFR＜45mL/分/1.73m^2，サルコペニア合併，筋力低下（詳細略）など
- 盲検化：あり
- 追跡期間：52週，完遂率：95％
- 服薬遵守率：実薬群94％，プラセボ群91％
- 解析：full analysis set（127例解析対象）
- 検定多重性制御：なし
- **COI：著者6人中4人がスポンサーであるエンパグリフロジン製薬企業の社員．研究デザインやデータ解釈には同社の他社員も参画．論文作成にはスポンサー企業と有償契約しているメディカルライターが援助．**

*MMSE：ミニメンタルステート検査

| Step3 | 信頼性のチェック（**表1**） |

- 一次エンドポイント（仮説**実証**）

  実薬はプラセボよりも有意にHbA1cを低下させた．

- 二次エンドポイント（仮説**提唱**）

  両群間で筋肉量・握力に有意な差は認めなかった．

  両群間で5回立ち上がりテストに有意な差は認めなかった．

  実薬群ではプラセボ群よりも有意に体重が低下した．

  体脂肪量・総水分量は実薬群で有意に低下した．

- 有害事象

  全有害事象は実薬群で73.8％，プラセボ群で71.9％発生した．重篤な有害事

各論 エビデンスを斬る！

①糖尿病治療 | (2) 血糖管理／糖尿病治療薬／SGLT2 阻害薬

表1　EMPA-ELDERLY 試験の結果

	群間差 (95% CI)	P 値[*]
一次エンドポイント		
HbA1c（%）	−0.57 (−0.78 to −0.36)	＜0.0001
二次エンドポイント		
体重（kg）	−2.37 (−3.07 to −1.68)	
握力（kg）	−0.3 (−1.1 to 0.5)	
5回立ち上がりテスト（秒）	0.0 (−1.0 to 0.9)	
筋肉量（kg）	−0.61 (−1.61 to 0.39)	
体脂肪量（kg）	−1.84 (−2.65 to −1.04)	
総水分量（kg）	−0.63 (−1.23 to −0.03)	

*二次エンドポイント（仮説提唱）については略
(Yabe D, et al. Efficacy and safety of the sodium-glucose co-transporter-2 inhibitor empagliflozin in elderly Japanese adults (≧65 years) with type 2 diabetes: A randomized, double-blind, placebo-controlled, 52-week clinical trial (EMPA-ELDERLY). Diabetes Obes Metab 2023;25:3538-3548[1] より作成)

象はそれぞれ12.3%，12.5%発生した．重度サルコペニアはプラセボ群でのみ発生した．

Step4	臨床的意義の評価

日本人軽度肥満高齢者糖尿病において，エンパグリフロジンは僅かではあるが HbA1c を有意に低下させることが実証され，サルコペニアは進行しないことが示唆された．ただし，1年以上の**長期間での効果・安全性は未確立**である．

エビデンス解体

総評

SGLT2阻害薬は体重減少（主に脂肪量低下による[2]）効果が期待されるのに加え，低血糖リスクが低く心腎保護作用があるため，糖尿病の有無を問わず処方が急増しています．高齢肥満者には適している印象ですが，サルコペニアの進行（特に非肥満者において）や脱水の懸念があります[3-5]．日本人を含むメタアナリシスで SGLT2阻害薬により骨格筋量が1.01kg 有意に低下したことが示されていますが[6]，この試験の対象者には若年者や高度肥満者も含まれているため，

日本人高齢者のみへの影響は不明でした.

本研究は, その疑問に対するものとして臨床的に斬新です. **短期間**ではありますが, 筋肉や活動性に対するエンパグリフロジンの**安全性も示唆**されました. 予測に反して筋肉量が低下しなかったのは, 実薬群でのエネルギー摂取量が少量増加したことや, ケトン体増加が骨格筋の異化を抑制[7]したことなどによるのかもしれません.

測定バイアスと濃厚な COI に注意

まず外的妥当性に関しては, 除外基準が多く参加者層は**限定的**(軽度肥満・基本的 ADL 良好・手段的 ADL 良好)であったため**一般性に乏しく, 非肥満高齢者には結果が適用できない可能性**が残ります. 実臨床でこのエビデンスを活用するには, **本研究の基準と合致する対象者に絞って投薬する**ことが重要でしょう.

また追跡期間が1年間なので, **長期的な効果持続性や安全性は未確立**です. 本研究の目的は**代用**エンドポイントの究明なので, 糖尿病合併症や心血管イベント, 死亡など, **臨床的アウトカムへの影響は不明**です. 高齢者はフレイルのリスクも高いため**定期的に全身状態を確認し, 適宜投薬を調整する**ことが必要です.

本研究では糖尿病性ケトアシドーシス, 低血糖, 下肢切断は報告されませんでしたが, これはサンプルサイズが小さいことや介入期間が短いことによるのかもしれません. **慎重投与**継続が重要です.

続いて, 内的妥当性はどうでしょうか. 研究デザイン上のバイアスは小さいでしょう. しかし**測定バイアス**存在と**濃厚な COI** が大きな問題点です. 本研究で使用された体組成測定は, ゴールドスタンダードである二重エネルギーX線吸収測定法ではありませんので, **体組成の正確性にも限界**がありそうです(この測定機器で測定される筋肉量には水分量も含まれる可能性大). また, **金銭的 COI が濃厚なので割り引いて解釈**し, **大言壮語の売り込みには気を付ける必要も大いにあります**.

高齢者糖尿病診療ガイドラインへの疑念

本研究発表前に, 日本老年医学会と日本糖尿病学会から『高齢者糖尿病診療

| 各論 | ① 糖尿病治療 | (2) 血糖管理／糖尿病治療薬／SGLT2阻害薬 |

表2 高齢者糖尿病の経口血糖降下薬治療（SGLT2阻害薬のみ抜粋）

- 高齢者糖尿病でSGLT2阻害薬は心血管イベントを抑制する可能性がある.
  ［推奨グレードB］
- 高齢者糖尿病でSGLT2阻害薬は複合腎イベントを抑制する可能性がある.
  ［推奨グレードB］
- 脱水，尿路・性器感染症，低栄養やサルコペニアに注意して，慎重に投
  与を検討する.（クリニカルクエスチョンでないため推奨グレードなし）

（日本老年医学会・日本糖尿病学会. 高齢者糖尿病診療ガイドライン2023：南江堂；2023[8]より作成）

ガイドライン2023』[8]が発行されました. SGLT2阻害薬に関しては，**表2**のような推奨内容となっています.

　さて，診療ガイドラインの質の評価は一般に，作成過程における手法が妥当で適正かどうかに重点を置いたAGREE Ⅱという評価ツール法[9, 10]を活用して行われます（総論1-4参照）. AGREE Ⅱに照らし合わせると本診療ガイドラインは，「編集の独立性」領域の得点が非常に低い印象です. 具体的には，**金銭的COI対策が緩い**のが問題でしょう.

　このガイドラインの策定欄には，COIについては「各委員から申告を得て問題となる可能性がある場合は執筆や投票への関与を制限することになるが，執筆や投票に際し，実際に問題となるCOIは認められなかった」[8]と記載されています. 前半部分はいいのですが，**「問題となる」基準が不明**です.『高齢者糖尿病診療ガイドライン2023』[8]で開示されている各委員のCOIを鳥瞰すると，講演料など（1つの企業・団体からの年間の講演料が合計50万円以上の場合COI申告）に関して，多くの委員の申告数は目を見張るほどです. **米国のガイドライン作成方針[11]とは大きく異なります**. なお，他領域ではありますが，**日本の診療ガイドラインは作成委員の金銭的COI開示が不十分**であることが報告されています[12]. 診療ガイドラインに潜む**バイアス**も読み取りましょう[13]（総論1-4，推薦図書参照）.

18. 高齢者糖尿病でのトレードオフ?

[推薦図書] ....

能登洋. スッキリわかる！臨床統計はじめの一歩 改訂版：羊土社；2018.

※参考文献

1. Yabe D, et al. Efficacy and safety of the sodium-glucose co-transporter-2 inhibitor empagliflozin in elderly Japanese adults (≥ 65 years) with type 2 diabetes: A randomized, double-blind, placebo-controlled, 52-week clinical trial (EMPA-ELDERLY). Diabetes Obes Metab 2023;25:3538-3548.

2. Yasuda M, et al. Sodium-glucose cotransporter 2 inhibitor and sarcopenia in a lean elderly adult with type 2 diabetes: A case report. J Diabetes Investig 2020;11:745-747.

3. 日本糖尿病学会コンセンサスステートメント策定に関する委員会. 2型糖尿病の薬物療法のアルゴリズム(第2版). 糖尿病 2023；66：715-733.

4. 日本糖尿病・生活習慣病ヒューマンデータ学会. 糖尿病標準診療マニュアル2024(一般診療所・クリニック向け). ★毎年 4月に改訂. http://human-data.or.jp 2024年.

5. SGLT2阻害薬の適正使用に関する委員会. 糖尿病治療における SGLT2阻害薬の適正使用に関する Recommendation. 2022.

6. Pan R, et al. Effect of SGLT-2 inhibitors on body composition in patients with type 2 diabetes mellitus: A meta-analysis of randomized controlled trials. PLoS One 2022;17:e0279889.

7. Koutnik AP, et al. Anticatabolic Effects of Ketone Bodies in Skeletal Muscle. Trends Endocrinol Metab 2019;30:227-229.

8. 日本老年医学会・日本糖尿病学会. 高齢者糖尿病診療ガイドライン 2023：南江堂；2023.

9. AGREE II (The Appraisal of Guidelines for Research & Evaluation II). https://www.agreetrust.org/wp-content/uploads/2017/12/AGREE-II-Users-Manual-and-23-item-Instrument-2009-Update-2017.pdf.

10. 日本医療機能評価機構 EBM医療情報部. AGREE Ⅱ 日本語訳. 2016年. https://www.agreetrust.org/wp-content/uploads/2013/06/AGREE- Ⅱ _Japanese.pdf.

11. American Diabetes Association. Standards of Medical Care in Diabetes-2024 ★毎年1月に改訂. Diabetes Care 2024;47:S1-S321.

12. Saito H, et al. Evaluation of Pharmaceutical Company Payments and Conflict of Interest Disclosures Among Oncology Clinical Practice Guideline Authors in Japan. JAMA Netw Open 2019;2:e192834.

13. Minds 診療ガイドライン作成マニュアル編集委員会. Minds 診療ガイドライン作成マニュアル 2020. 公益財団法人日本医療機能評価機構 EBM医療情報部. 2021.

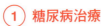 (2) 血糖管理／糖尿病治療薬／GLP-1 受容体作動薬

19. 新薬同士の相克？

　EBM は，エビデンスを金科玉条としてエビデンスを「再現」することではありません．EBM は，エビデンスを活用するアクションであり，**患者さんに始まり患者さんに帰着**するものです．しかし現実には，営利や権威目的に EBM が乗っ取られ，本来の料理包丁が凶器として使われてしまっていることが少なくありません．診療ガイドラインも作成の段階からそのように悪用されるリスクを孕んでいますが，近年では客観的で透明性の高い作成手引書[1]の普及によりその質が向上している印象です．

　今回取り上げるメタアナリシスを教材として，その長所と短所を検証しながら EBM のピットフォールをレビューしましょう．

エビデンス

　Sodium-glucose cotransporter protein-2 (SGLT-2) inhibitors and glucagon-like peptide-1 (GLP-1) receptor agonists for type 2 diabetes: systematic review and network meta-analysis of randomised controlled trials[2]

エビデンス吟味

Step1　クリニカルクエスチョンの定式化

- **P（患者）**：2 型糖尿病患者
- **I（介入）**：SGLT2 阻害薬，GLP-1 受容体作動薬
- **C（比較対照）**：対照治療薬（プラセボ含む）
- **O（アウトカム）**
　総死亡，心血管死，非致死性心筋梗塞，非致死性脳卒中，腎不全，心不全入院，体重など

Step2　妥当性のチェック

- デザイン：ネットワーク・メタアナリシス

  アウトカムに関して両薬剤の効果を統合比較し，GRADE[1]（診療ガイドライン作成におけるアプローチ）にてエビデンスを評価．相対リスクに加え，5段階のリスク（**表1**）ごとに絶対リスク低下を算出．

- 対象エビデンス：2016年3月から2020年8月までに発表されたSGLT2阻害薬とGLP-1受容体作動薬に関するRCT（**他剤への上乗せ**療法，追跡期間24週以上）．

- COI：研究資金源なし．

Step3　信頼性のチェック（表2）

　総死亡（**表2**），心血管死，非致死性心筋梗塞，腎不全はプラセボに対し，両薬剤とも各リスク群で統計学的に有意に低下した．絶対的効果は高リスク群ほど大きかった．両薬剤の比較では，総死亡，心不全入院はSGLT2阻害薬のほうが低下度が大きく，非致死性脳卒中はGLP-1受容体作動薬のほうが低下度が大きかった．いずれのエビデンスも確実性が高かった．ネットワーク全体的な非一貫性は認めなかった．

表1　**心血管疾患リスク**

Very low:	心血管疾患リスクファクター　2個以下
Low:	心血管疾患リスクファクター　3個以上
Moderate:	心血管疾患合併
High:	CKD*合併
Very high:	心血管疾患およびCKD*合併

*CKDの定義はeGFR 45-75mL/分/1.73m^{2}かつ尿中ACR＞300mg/gまたはeGFR 15-45mL/分/1.73m^2

(Palmer SC, et al. Sodium-glucose cotransporter protein-2 (SGLT-2) inhibitors and glucagon-like peptide-1 (GLP-1) receptor agonists for type 2 diabetes: systematic review and network meta-analysis of randomised controlled trials. BMJ 2021;372:m4573[2]より作成)

各論 エビデンスを斬る！

糖尿病診療を正しく導くエビデンスの批判的吟味とその活かし方

① 糖尿病治療 ｜ (2) 血糖管理／糖尿病治療薬／GLP-1 受容体作動薬

表2 総死亡（5年あたり）

同じ相対リスクであってもベースラインの心血管疾患リスクによって絶対リスク低下はこのように大きく異なる.

比較	相対リスク（95%CI）	ベースラインリスク	プラセボ群のリスク	実薬群のリスク	絶対リスク低下（95%CI）	NNT（人）**
SGLT2阻害薬 vs プラセボ	0.77（0.71 − 0.83）	Very low	2.0%	1.5%	0.5%（0.3 − 0.6）	200
		Low	7.0%	5.5%	1.5%（1.1 − 1.9）	67
		Moderate	12.0%	9.5%	2.5%（1.8 − 3.2）	40
		High	17.0%	13.6%	3.4%（2.5 − 4.3）	29
		Very high	26.5%	21.7%	4.8%（3.5 − 6.1）	21
GLP-1受容体作動薬 vs プラセボ	0.88（0.83 − 0.94）	Very low	2.0%	1.8%	0.2%（0.1 − 0.3）	500
		Low	7.0%	6.2%	0.8%（0.4 − 1.1）	125
		Moderate	12.0%	10.7%	1.3%（0.6 − 1.8）	77
		High	17.0%	15.3%	1.7%（0.9 − 2.5）	59
		Very high	26.5%	24.1%	2.4%（1.2 − 3.5）	42

*eGFR 45-75mL/分/1.73m^2 かつ尿中 ACR ＞300mg/g または eGFR 15-45mL/分/1.73m^2.
**筆者が算出.
（Palmer SC, et al. Sodium-glucose cotransporter protein-2（SGLT-2）inhibitors and glucagon-like peptide-1（GLP-1）receptor agonists for type 2 diabetes: systematic review and network meta-analysis of randomised controlled trials. BMJ 2021;372:m4573. より作成[2]）

Step4 ｜ 臨床的意義の評価

　両薬剤とも各リスク群で血管合併症のリスクを統計学的に有意に低減した. リスクの大きさに応じて臨床的効果が大きい.

142

19. 新薬同士の相克？

エビデンス解体

総評

・ネットワーク・メタアナリシスの手法によって SGLT2 阻害薬と GLP-1 受容体作動薬の直接比較が擬似的にできます．

・相対リスクだけでなく絶対リスク低下も表記してあり，臨床的インパクトも明確化されています．

・リスクの大きさに応じて臨床的効果が大きいことが判明したのは予想通りではありますが，実際にリスク層別化によって個別化医療・介入度調整に役立ちます．

・4人の2型糖尿病患者さんがこの研究の分析に参画していることは特記すべきでしょう．AGREE Ⅱ[3]（診療ガイドライン評価ツール．総論1-4参照）では，診療ガイドライン作成に患者さんも参画することが求められています．

・臨床的意義が大きい解析であり，BMJ Rapid Communications（診療ガイドライン）にこの解析内容が実際に直接反映されています．

ピットフォール

・この研究では腎不全に限定していますが，引用された個々の RCT のエンドポイントである「腎アウトカム」の内容や定義はバラバラです．それぞれの RCT 原文にも目を通す必要があります．

注：CREDENCE[4]，DAPA-CKD[5]，EMPA-KIDNEY[6]の対象者は顕性アルブミン尿期合併例です．

・心不全に関して入院（「ソフトな」エンドポイント）をアウトカムとしており，過大評価されている可能性があるので，割り引いて解釈する必要があります．

・今回解析されたのは，各薬剤の上乗せ療法効果であり両剤併用した場合の効果は不明です．

・日本人のベースライン心血管リスクは欧米人よりも格段に低いため，絶対リスク低下（臨床的効果）はその分減少します．過剰期待しないよう気を付けましょう．

注：この分析論文中には日本人も一部含まれていますが，その割合は微々たるものです．

143

結語

　臨床上の**妥当性**と**有用性**を高めるために，この論文のように GRADE に沿ったエビデンス評価法，層別化リスクごとの絶対リスク低下の評価，患者さんの作成参画，そして患者さんとの**協働方針決定**が一層重要性を増していくでしょう．

※参考文献
1. 日本医療機能評価機構．GRADE 関連リンク集．http://minds4jcqhcorjp/links/gradehtml.
2. Palmer SC, et al. Sodium-glucose cotransporter protein-2（SGLT-2）inhibitors and glucagon-like peptide-1（GLP-1）receptor agonists for type 2 diabetes: systematic review and network meta-analysis of randomised controlled trials. BMJ 2021;372:m4573.
3. 日本医療機能評価機構 EBM 医療情報部．AGREE Ⅱ 日本語訳．2016 年．https://www.agreetrust.org/wp-content/uploads/2013/06/AGREE-Ⅱ_Japanese.pdf.
4. Perkovic V, et al. Canagliflozin and Renal Outcomes in Type 2 Diabetes and Nephropathy. N Engl J Med 2019;380:2295-2306.
5. Heerspink HJL, et al. Dapagliflozin in Patients with Chronic Kidney Disease. N Engl J Med 2020;383:1436-1446.
6. Herrington WG, et al. Empagliflozin in Patients with Chronic Kidney Disease. N Engl J Med 2023;388:117-127.

| ① 糖尿病治療 | (2) 血糖管理／糖尿病治療薬／GLP-1 受容体作動薬 |

20. あばたもえくぼ

　2024年から日本でも，肥満症治療薬としてセマグルチド注射薬（商品名ウゴービ）が保険適用になりました．肥満2型糖尿病患者のアウトカム改善を示すエビデンスが続出していますが，これらの研究の対象者には，日本人は僅かしか含まれていません．一般に肥満度の程度が比較的低めで「欧米人とは病態が異なる」[1] 日本人には，血糖や体重のコントロールにどの程度効果があるのでしょうか．最新のメタアナリシスを検証してみましょう．

エビデンス

Effect of tirzepatide on glycaemic control and weight loss compared with other glucagon-like peptide-1 receptor agonists in Japanese patients with type 2 diabetes mellitus[2]

エビデンス吟味

Step1 　クリニカルクエスチョンの定式化

・**P（患者）**：日本人2型糖尿病
・**I（介入）**：GLP-1 受容体作動薬（GLP-1RA）または GIP／GLP-1RA またはプラセボ
・**C（比較対照）**：各薬剤同士
・**O（アウトカム）**：
　一次エンドポイント
　　HbA1c 変化（52週時）
　二次エンドポイント
　　体重変化，HbA1c ＜ 7.0％達成率

145

| 各論 | ① 糖尿病治療 | (2) 血糖管理／糖尿病治療薬／GLP-1 受容体作動薬 |

Step2　妥当性のチェック

- デザイン：RCT18件（総数3,875例）のネットワークメタアナリシス（**表1**）
- 検索対象期間：2023年7月まで
- バイアス：出版バイアスなし．非盲検に伴う情報バイアス3件：大・7件：不明．症例減少バイアス5件：大
- 追跡期間：52週
- 異質性：I^2 25.3%
- COI：なし

Step3　信頼性のチェック

- 一次エンドポイント

  HbA1c低下が大きかったトップ3剤は順に，チルゼパチド，セマグルチド注射薬，セマグルチド経口薬であった（**表2**）．

  セマグルチド注射薬はセマグルチド経口薬よりも低下度が大きかった．

- 二次エンドポイント

  体重低下に関しても上記と同様の結果であった（**表2**）．

  HbA1c＜7.0%達成率については，ベースライン値＜7.0%例も含まれるため省略．

- 有害事象

表1　**対象 RCT**

- 薬剤：セマグルチド注射薬6件，セマグルチド経口薬6件，チルゼパチド1件，その他デュラグルチド・リラグルチド・リキシセナチド
- 平均年齢：51〜64歳
- 平均 HbA1c：6.4-8.8%
- 平均 BMI：24.9-28.7
- 平均体重：64.5-79.9kg

(Tsukamoto S, et al. Effect of tirzepatide on glycaemic control and weight loss compared with other glucagon-like peptide-1 receptor agonists in Japanese patients with type 2 diabetes mellitus. Diabetes Obes Metab 2024;26:262-274[2] より作成)

20. あばたもえくぼ

表2 チルゼパチド15mgと比較した平均差（95% CI）

	一次エンドポイント HbA1c（%）	二次エンドポイント 体重（kg）
セマグルチド注1.0mg	0.52（0.08－0.96）	5.07（1.86－8.28）
セマグルチド14mg錠	1.23（0.81－1.64）	6.84（4.71－8.97）
デュラグルチド注0.75mg	1.53（1.20－1.86）	10.20（8.56－11.84）
リキシセナチド注20μg	1.73（1.22－2.24）	報告なし
リラグルチド注1.8mg	1.90（1.36－2.44）	8.86（6.15－11.57）
プラセボ	2.83（2.42－3.24）	9.46（7.18－11.74）

（Tsukamoto S, et al. Effect of tirzepatide on glycaemic control and weight loss compared with other glucagon-like peptide-1 receptor agonists in Japanese patients with type 2 diabetes mellitus. Diabetes Obes Metab 2024;26:262-274[2]より作成）

チルゼパチド5-15mg・セマグルチド注射薬0.5-1.0mg・リキシセナチドによる消化器症状は多剤より有意に高頻度であった．

有害事象による治療中断は，チルゼパチド15mg 10.0%，セマグルチド注射薬1.0mg 11.9%，セマグルチド14mg錠9.2%であった．

Step4 | 臨床的意義の評価

軽度肥満の日本人2型糖尿病患者では，**短期間**でのHbA1cと体重の低下度はチルゼパチド15mgが最も有効である．ただし，1年以上の効果持続・安全性・臨床的アウトカムは**不明**である．

エビデンス解体

総評

世界的に，2型糖尿病患者の80%が肥満を合併している（「肥満パンデミック」）と報告されています．その現状を基に，米国糖尿病学会2024年版診療ガイドラインでは，血糖と同時に体重管理の重要性が前面に打ち出されています[3]．

日本人でも肥満者は増加傾向にありますが，欧米人と比較すると肥満レベルは概して軽度であり，「日本人と欧米人では2型糖尿病の病態が機能的にも組織学的にも遺伝的にも異なり，日本人2型糖尿病の発症にはインスリン分泌能の低下がより深く関連している」と考えられる[1]ことから推察すると，GLP-1RA

（以下，GIP／GLP-1RA も含む）がどの程度効果的なのかは不明でした．

　既存報告の欧米肥満糖尿病患者の肥満レベル（平均体重約90 〜 120kg）と比較すると日本人患者の肥満レベルは顕著に低値でしたが，欧米と同傾向[4]のHbA1c・体重低下が認められ，日本人肥満者でも想定どおりの結果が確認されました．非肥満の場合も経験上は HbA1c 降下作用を認めますが，「やせの患者では体重減少に注意」[1]する必要はあるでしょう．

メタアナリシスといえどもバイアスあり

　非盲検化研究が多い点で情報バイアスが大きい印象です．ネタバレしていると「あばたもえくぼ」や「坊主憎けりゃ袈裟まで憎い」というように判断が歪む可能性が高まります．研究間の異質性も低いとはいえません．チルゼパチドの文献は1件でしたので，その効果の過信は禁物です．いずれの研究も追跡期間が短いため，長期的な効果・安全性については不詳です．本研究の結果は割り引いて解釈し，臨床の場では薬価・医療費も勘案して治療に当たらなければなりません．

　また，エンドポイントはいずれも代用エンドポイントであり，糖尿病合併症・心血管疾患・死亡のリスク低下などの臨床的アウトカムの改善も日本人で期待できるかは未知数です．非肥満者での効果も未解決です．

　頻度の高い副作用は，低血糖の増強，胃腸障害，胆嚢炎・胆管炎・胆汁うっ滞性黄疸ですが[5]，最近では甲状腺がん，膵炎，胃不全麻痺（gastroparesis），腸閉塞なども報告されています[6-8]．自殺企図や希死念慮の可能性も注目されています．「ダイエット薬」として安易に処方することは慎むべきでしょう．

似非エビデンス再注意報

　一般に，論文化発表されるまでは学会発表やニュース（プレス）リリースは，予備的なものでありエビデンスとはみなしません（総論 1-1 参照）．

　以下の「報告」に関して注意喚起します．

・SURMOUNT-3[9]，SURMOUNT-4[10]（いずれもチルゼパチドの体重への影響評価）：論文発表されましたが，ニュースリリースのデータと微妙に異なっています．

・FLOW（セマグルチド注射薬の糖尿病性腎臓病への影響評価）：中間解析で有

効性が一定の基準を満たしたため，第三者のデータモニタリング委員会からの勧告に基づき早期終了との報告がなされました[11]．しかし現時点では詳細未発表です．

非糖尿病肥満者での GLP-1RA の臨床的効果

いよいよ日本でも発売された満症治療薬セマグルチド 2.4mg 注射薬（商品名ウゴービ）は，［血管死・非致死性心筋梗塞・非致死性脳卒中］の複合エンドポイントをプラセボと比較して有意に低下（ハザード比 0.80，95％ CI 0.72-0.90）させることが実証されました（SELECT 試験）[12]．しかし，このエビデンスは以下のピットフォール（**表3**）がありますので，鵜呑みにして安易に処方するのは危険です．現状の日本人肥満者で同程度の効果が期待できるかは確定していません．

学会ステートメント情報

ウゴービ処方上の注意が日本肥満学会から発表されています[13]．適応要件だけでなく，安全性などについてもウェブサイトで確認しましょう．なお，現時点でチルゼパチドは，日本では肥満症治療薬としては未承認です．

表3 SELECT 試験のピットフォール

- 対象者の**肥満度が高度**である（平均 BMI：33.4，平均体重：96.7kg）
- 絶対リスク差は，［実薬群 6.5％－プラセボ群 8.0％＝-1.5％］であり，**臨床的インパクトは劇的なものではない**．
- 心血管疾患既往者が対象である．既往のない場合のベネフィットは未知数
- **セマグルチド販売企業社員が著者に含まれており**，美辞麗句で脚色されている可能性がある．

(Lincoff AM, et al. Semaglutide and Cardiovascular Outcomes in Obesity without Diabetes. N Engl J Med 2023;389:2221-2232[12] より作成)

※参考文献

1. 日本糖尿病学会コンセンサスステートメント策定に関する委員会. 2型糖尿病の薬物療法のアルゴリズム(第2版). 糖尿病 2023；66：715-733.

2. Tsukamoto S, et al. Effect of tirzepatide on glycaemic control and weight loss compared with other glucagon-like peptide-1 receptor agonists in Japanese patients with type 2 diabetes mellitus. Diabetes Obes Metab 2024;26:262-274.

3. American Diabetes Association. Standards of Medical Care in Diabetes-2024 ★毎年1月に改訂. Diabetes Care 2024;47:S1-S321.

4. Yao H, et al. Comparative effectiveness of GLP-1 receptor agonists on glycaemic control, body weight, and lipid profile for type 2 diabetes: systematic review and network meta-analysis. BMJ 2024;384:e076410.

5. 日本糖尿病・生活習慣病ヒューマンデータ学会. 糖尿病標準診療マニュアル2024(一般診療所・クリニック向け). ★毎年4月に改訂. http://human-data.or.jp 2024年.

6. Silverii GA, et al. Glucagon-like peptide-1 receptor agonists and risk of thyroid cancer: A systematic review and meta-analysis of randomized controlled trials. Diabetes Obes Metab 2024;26:891-900.

7. Sodhi M, et al. Risk of Gastrointestinal Adverse Events Associated With Glucagon-Like Peptide-1 Receptor Agonists for Weight Loss. JAMA 2023;330:1795-1797.

8. Ruder K. As Semaglutide's Popularity Soars, Rare but Serious Adverse Effects Are Emerging. JAMA 2023;330:2140-2142.

9. Wadden TA, et al. Tirzepatide after intensive lifestyle intervention in adults with overweight or obesity: the SURMOUNT-3 phase 3 trial. Nat Med 2023;29:2909-2918.

10. Aronne LJ, et al. Continued Treatment With Tirzepatide for Maintenance of Weight Reduction in Adults With Obesity: The SURMOUNT-4 Randomized Clinical Trial. JAMA 2024;331:38-48.

11. https://www.novonordisk.com/content/nncorp/global/en/news-and-media/news-and-ir-materials/news-details.html?id=166327 (2023年12月30日アクセス).

12. Lincoff AM, et al. Semaglutide and Cardiovascular Outcomes in Obesity without Diabetes. N Engl J Med 2023;389:2221-2232.

13. 日本肥満学会. 肥満症治療薬の安全・適正使用に関するステートメント：2023.

① 糖尿病治療 | **(2) 血糖管理／糖尿病治療薬／GLP-1 受容体作動薬**

21. 後出しジャンケン!

　エビデンスに関わる誤信には二通りあります一つは見落とし．エビデンスを自分から積極的に探し，それを評価吟味する姿勢が重要です（各論1-2-4参照）．もう一つの誤信は過大評価です．とかく薬物療法に関しては統計・情報操作によってポジティブなインパクトを大きくする「EBM 商法」が蔓延しがちです．EBM は個々の患者さんから始まりエビデンスを患者さんに適切に還元するものですので気を付けましょう（総論1-1参照）．今回は，ウイークリータイプのGLP-1受容体作動薬のエビデンスを検証します．

エビデンス

Semaglutide and Cardiovascular Outcomes in Patients with Type 2 Diabetes[1]

エビデンス吟味

Step1　クリニカルクエスチョンの定式化

- **P（患者）**：心血管疾患高リスクの2型糖尿病患者

　総数　3,297 例（女性39％）

　平均年齢　65 歳

　平均 HbA1c　8.7％

　心血管疾患既往者　83％
- **I（治療）**：標準治療（メトホルミンをベース）にセマグルチド 0.5 or 1.0mg/週注を上乗せ投与
- **C（比較対照）**：標準治療にプラセボを上乗せ投与
- **O（アウトカム）**：心血管疾患死，心筋梗塞，脳卒中（複合エンドポイント）

Step2　妥当性のチェック

- デザイン：RCT（非劣性試験：マージン 1.8）

151

| 各論 エビデンスを斬る！ | ① 糖尿病治療 | (2) 血糖管理／糖尿病治療薬／GLP-1 受容体作動薬 |

・盲検化：あり

・追跡期間：2.1年（中央値），追跡率：98％，遵守率：80％

・検定多重性制御：なし

・COI：スポンサーで製薬企業の社員も著者に含まれている．

Step3 　信頼性のチェック

・代用エンドポイント

実薬群の到達 HbA1c はプラセボ群より 0.7％（セマグルチド 0.5mg 群），1.0％（1mg 群）低値でそれぞれ有意差を認めた．

・一次エンドポイント

実薬群（2群併合）の複合イベント発生率はプラセボと比較して非劣性であった（表1）．

・二次エンドポイント

非致死性心筋梗塞・非致死性脳卒中のリスクは実薬群のほうがそれぞれ低値であったが心血管疾患死のリスクは同程度であった．

腎症リスクは同程度であったが網膜症（ハザード比 1.76）は実薬群のほうが有意に高リスクであった．

Step4 　臨床的意義の評価

心血管イベントリスクにおける非劣性が示されたが，優越性（有意差）は後付け解析のため立証できない．

表1 　SUSTAIN-6 の結果

	実薬群	プラセボ群	ハザード比 (95% CI)，P 値	絶対リスク低下
心血管疾患死，心筋梗塞，脳卒中	6.6％	8.9％	0.74 (0.58－0.95)，非劣性 P＜0.001 優越性 P＝0.02（後付け解析）	2.3％

（Marso SP, et al. Semaglutide and Cardiovascular Outcomes in Patients with Type 2 Diabetes. N Engl J Med 2016;375:1834-1844[1] より作成）

21. 後出しジャンケン!

エビデンス解体

総評

　食後高血糖を是正する，低血糖リスクが少ない，体重減少効果もある GLP-1 受動態作動薬こそ，心血管イベントのリスクを減らすことができるものと期待されてきています．作用機序の点で短時間作用型（エキセナチド，リキシセナチド）と長時間作用型（リラグルチド，デュラグルチド）に分類され，両者はインスリン分泌促進作用，グルカゴン分泌抑制作用は共通であるものの，短時間作用型は胃内容排出遅延作用が比較的大きいために食後インスリン必要量が少なくて済み，食後血糖コントロールに適しています．一方，長時間作用型はその逆で，食後インスリン必要量が多くなりますが，空腹時血糖コントロールに適している，とされており，それぞれの薬学的根拠に基づいて販売宣伝が長年展開されています．

　実際，長時間作用型（リラグルチド）は心血管イベントのリスクを有意に低下させたり，体重を有意に減少させたりすることが RCT で実証されています[2, 3]．しかし，同じ長時間作用型でも心血管疾患抑制効果の**再現性は認められておらず**[1, 4]，短時間作用型も有意差が認められていません[5]（**表2**）．臨床試験ではまだ両者の差は直接検証されていないのが現状で，これらの結果の非一貫性が薬理学的差異によるものなのか，試験デザインや被験者層の相違によるものなのかは不明です[6]．

ピットフォール

　本研究は，長時間作用型のセマグルチドが有意にリスクを低下させることを「実証」したものとして取り上げられることがありますが，それは誤りです．事前に設定された解析評価法は非劣性検定であり，優越性検定は後付け解析（＝**「後出しじゃんけん」**）ですのでバイアスが非常に大きく，有意差があるという**仮説の探求**にすぎません．しかも，**検定の多重性を回避するための調整もされていません**．論文の表には優越性検定結果が挿入されていますが，さすがに本文での記載は弱められています．しかし，インターネットニュースや講演会では解釈が誤っていることが多々ありますので気を付け，本文をしっかり読むようにしましょう．

表2 GLP-1受容体作動薬、GIP/GLP-1受容体作動薬一覧

一般名	エキセナチド注	リラグルチド注	リキシセナチド注	デュラグルチド注	セマグルチド注	チルゼパチド注	デグルデク／リラグルチド配合注	グラルギン／リキシセナチド配合注	セマグルチド経口剤
商品名	バイエッタ	ビクトーザ	リキスミア	トルリシティ	オゼンピック	マンジャロ	ゾルトファイ	ソリクア	リベルサス
単独療法	×	○	○	○	○	○	○（第一単独投与薬としては不可）	○	○
併用薬条件	下記組合せへの上乗せに限定 ・SU ・SU+BG ・SU+TZD	DPP-4阻害薬との併用は回避	DPP-4阻害薬との併用は回避	DPP-4阻害薬との併用は回避	DPP-4阻害薬との併用は回避	DPP-4阻害薬との併用は回避	DPP-4阻害薬・持効型インスリン・混合型／配合溶解型インスリンとの併用は回避	DPP-4阻害薬・持効型インスリン・混合型／配合溶解型インスリンとの併用は回避	DPP-4阻害薬との併用は回避
頻度	2回/日（食前）	1回/日（朝または夕）	1回/日（食前）	1回/週	1回/週	1回/週	1回/日（任意定時刻）	1回/日（食前）	朝食30分前
空打ち	初回のみ	毎回	毎回	なし	初回のみ	なし	毎回	毎回	—
心血管疾患抑制**		○	△	○***	△		リラグルチド参照	リキシセナチド参照	△

**：○ 有効性が実証されている。△ 有効性は実証されていない。空欄 出版エビデンスなし。
***：日本での承認量超

21. 後出しジャンケン！

　ほかにも，この研究のピットフォールは多々あります．**非劣性マージンは1.8**に設定されました．これは，ハザード比の95% CI上端が1.8までリスク上昇を許容するということです．マージンの設定法は統計学的・臨床的にいくつも存在しますが，通常は1.3までです．FDA勧告によるマージンの一つである1.8が採用されましたが，本介入法は**安全性の点で非臨床的である印象**です．

　また，服薬遵守率が高くなかったため，RCTといえども妥当性・信頼性も決して高くはありません．実薬群で網膜症リスクが有意に増加しましたが，これは血糖コントロールが予想以上に急速に改善した影響かもしれません．論文著者にスポンサー社員が名を連ねている点でも，**美辞麗句の並べられた文面を鵜呑みにしないように気を付けましょう**．繰り返しますが，本研究では非劣性が実証されましたが，**優越性についてはその可能性が示されただけにすぎません**．

※参考文献

1. Marso SP, et al. Semaglutide and Cardiovascular Outcomes in Patients with Type 2 Diabetes. N Engl J Med 2016;375:1834-1844.
2. Marso SP, et al. Liraglutide and Cardiovascular Outcomes in Type 2 Diabetes. N Engl J Med 2016;375:311-322.
3. Pi-Sunyer X, et al. A Randomized, Controlled Trial of 3.0 mg of Liraglutide in Weight Management. N Engl J Med 2015;373:11-22.
4. Holman RR, et al. Effects of Once-Weekly Exenatide on Cardiovascular Outcomes in Type 2 Diabetes. N Engl J Med 2017;377:1228-1239.
5. Pfeffer MA, et al. Lixisenatide in Patients with Type 2 Diabetes and Acute Coronary Syndrome. N Engl J Med 2015;373:2247-2257.
6. Nauck MA, et al. Cardiovascular Actions and Clinical Outcomes With Glucagon-Like Peptide-1 Receptor Agonists and Dipeptidyl Peptidase-4 Inhibitors. Circulation 2017;136:849-870.

| ① 糖尿病治療 | (2) 血糖管理／糖尿病治療薬／GLP-1受容体作動薬 |

22. ゆるゆるの判定基準

　GLP-1受容体作動薬注射製剤の心血管アウトカム試験が近年続出していますが，経口剤のエビデンスも登場しました．注射製剤と同等の臨床的効果が望めるのなら，糖尿病治療薬としての有用な新選択肢となりそうです．さて，そのエビデンスを検証してみましょう．

エビデンス

Oral Semaglutide and Cardiovascular Outcomes in Patients with Type 2 Diabetes[1]

エビデンス吟味

| Step1 | クリニカルクエスチョンの定式化

・**P（患者）**：50歳以上で心血管疾患既往または慢性腎臓病（CKD）を合併，または60歳以上で心血管リスクファクターを有する2型糖尿病患者

　総数　3,183例（女性32％）

　平均年齢　66歳

　平均HbA1c　8.2％

　平均BMI　32.3／平均体重　90.9kg

　心血管疾患既往またはCKD　84.7％（両者の内訳は不明）

・**I（介入）**：標準治療（メトホルミン薬服用率77％）にセマグルチド経口剤14mg/日を上乗せ投与

・**C（比較対照）**：標準治療（メトホルミン薬服用率78％）にプラセボを上乗せ投与

・**O（アウトカム）**：主要心血管イベント（心血管死 [**原因不明死も含む**]・非致死性心筋梗塞・非致死性脳卒中）（複合エンドポイント）

22. ゆるゆるの判定基準

Step2 | 妥当性のチェック

- デザイン：RCT
- 盲検化：あり
- 追跡期間：1.3年（中央値），完遂率：99.7％，追跡率：99.8％
- 服薬遵守率：85％（実薬群）／90％（プラセボ群）
- ITT解析：あり
- 検定多重性制御：一次エンドポイントに関して非劣性検定（非劣性マージン **1.8**）を施行し，非劣性が確定すれば**優越性検定を階層的に**施行．二次エンドポイントやサブグループ解析に対する**多重性制御は施行されていない**
- COI：**資金源は本剤製造企業であり，複数社員が研究者として研究デザイン・データ解析に参画．論文草稿は本剤製造企業の資金を基に，メディカルライターにより作成**された

Step3 | 信頼性のチェック(表1)

- 代用エンドポイント

  HbA1cは実薬群では平均1.0％，プラセボ群では平均0.3％低下した．平均体重減少は各4.2kg，0.8kgであった．

- 一次エンドポイント（仮説**検証**）

  非劣性であり，かつ有意差を認めなかった．原因不明死数は各0.3％，0.4％

表1 PIONEER 6の結果

	実薬群 1,591例	プラセボ群 1,592例	ハザード比 (95％ CI)	P値
一次エンドポイント				
心血管死［原因不明死も含む］・非致死性心筋梗塞・非致死性脳卒中	3.8％	4.8％	0.79 (0.57－1.11)	＜0.001 非劣性 0.17 優越性
二次エンドポイント				
心血管死（原因不明死も含む）	0.9％	1.9％	0.49 (0.27－0.92)	－
全死亡	1.4％	2.8％	0.51 (0.31－0.84)	－

(Gerstein HC, et al. Dulaglutide and cardiovascular outcomes in type 2 diabetes (REWIND): a double-blind, randomised placebo-controlled trial. Lancet 2019;394:121-130[2]) より作成)

157

であった.

・サブグループ解析（仮説**探究**）

異質性は概ね認めなかった．ただし，イベント数が少なく，信頼区間幅は広い．

・二次エンドポイント（仮説**提唱**）

全死亡・心血管疾患死のリスクが低下することが**示唆**された．非致死性心筋梗塞・非致死性脳卒中のリスクには有意差を認めなかった．その他の二次エンドポイント（略）にも有意差を認めなかった．

・有害事象

重篤な有害事象は実薬群で18.9%，プラセボ群で22.5%発生した．消化器症状のために各11.6%，6.5%の参加者が服薬中止した．重症低血糖は各1.4%，0.8%発生した．糖尿病性網膜症の発症リスクは各7.1%，6.3%であった．悪性腫瘍・急性膵炎のリスクには明らかな増加を認めなかった．

| Step4 | 臨床的意義の評価 |

短期間では心血管疾患リスクは増加しない印象だが，長期的な効果・安全性は不明．

エビデンス解体

総評

注射製剤により，心血管疾患リスクがプラセボと比較して有意に低下することが複数の RCT で実証されています．経口剤での効果と安全性を検証した本研究は，実現性や服薬アドヒアランス向上の点で臨床的意義がありそうです．

既に他報で経口セマグルチドは短期間の血糖コントロール（**代用**エンドポイント）に関して，プラセボ[3-5]や DPP-4 阻害薬[6,7]や他の GLP-1 受容体作動薬注射薬[4]と比較して同等以上の有効性を持つことが報告されているので，本剤への期待も一層高まってきています．

妥当性の鑑定

ここで，このエビデンスが白昼夢でないかどうか，エビデンスを客観的に斬

り裁いてみましょう.

内的妥当性

　まず，研究デザインや解析法については，統計学的には妥当性が高いと言えるでしょう．非劣性／優越性については，階層的検定（各論1-2-5コラム参照）がなされています（注：セマグルチド注射剤を用いた SUSTAIN 6[8] では優越性検定は後付けだったので仮説探究でした（各論1-2-21参照））．ただし，COI の影響を勘案して割り引いて解釈しましょう．二次エンドポイントやサブグループ解析については検定多重性制御がなされていないので，所詮仮説の提唱・探究にすぎない点に注意しましょう.

外的妥当性

　本剤による体重減少作用も示唆されましたが，本対象者の平均 BMI は32.3で平均体重は90.9kg です．一般に肥満度がそこまで高値でない日本人では，体重減少度も小さいことが予測されます.

医学的吟味

・主要心血管疾患のリスクを評価するためには追跡期間が短過ぎる印象です．SGLT-2 阻害薬では投与開始半年後から主要心血管疾患のリスクに差が出始めましたが[9, 10]，GLP-1 受容体作動薬では早期からのリスク低下は顕著ではありません[2, 11, 12]．長期的な効果と安全性については未知数です.

・セマグルチド注射剤を用いた SUSTAIN 6[8] 試験と同様に，非劣性マージンが1.8 に設定されています．数値的にもゆるゆるの基準ですが，臨床的に主要心血管疾患リスク（95% CI 上限）が1.8倍増まで許容するというのは倫理的にいかがなものでしょうか．マージンの設定法は統計学的・臨床的にいくつも存在しますが，通常は1.3までです．FDA（米食品医薬品局）勧告によるマージンの一つである1.8が採用されましたが，本介入法は安全性の点で非臨床的です.

　いずれも，数値は臨床的枠組みの中で初めて意味を持ちます.

・有害事象としての消化器症状の発生に関しては注射製剤の場合とほぼ同様で想定内です．本研究では網膜症リスクが増加しましたが，セマグルチド注射

剤を用いた SUSTAIN 6[8]試験でも同様のリスクが認められていました（各論1-2-21参照）．急速な血糖コントロール改善による影響かもしれませんが[8]，GLP-1受容体作動薬の中でもセマグルチドに特有の副作用かもしれません．いずれにしても，特に網膜症を合併している場合は**慎重に投与すべき**でしょう（有害事象に関しては一次エンドポイントでなくても慎重に捉えます：推薦図書参照）．

［推薦図書］

スッキリわかる！臨床統計はじめの一歩 改訂版．能登洋．羊土社．2018年．

※参考文献

1. Husain M, et al. Oral Semaglutide and Cardiovascular Outcomes in Patients with Type 2 Diabetes. N Engl J Med 2019;381:841-851.

2. Gerstein HC, et al. Dulaglutide and cardiovascular outcomes in type 2 diabetes（REWIND）: a double-blind, randomised placebo-controlled trial. Lancet 2019;394:121-130.

3. Aroda VR, et al. PIONEER 1: Randomized Clinical Trial of the Efficacy and Safety of Oral Semaglutide Monotherapy in Comparison With Placebo in Patients With Type 2 Diabetes. Diabetes Care 2019;42:1724-1732.

4. Pratley R, et al. Oral semaglutide versus subcutaneous liraglutide and placebo in type 2 diabetes（PIONEER 4）: a randomised, double-blind, phase 3a trial. Lancet 2019;394:39-50.

5. Mosenzon O, et al. Efficacy and safety of oral semaglutide in patients with type 2 diabetes and moderate renal impairment（PIONEER 5）: a placebo-controlled, randomised, phase 3a trial. Lancet Diabetes Endocrinol 2019;7:515-527.

6. Rosenstock J, et al. Effect of Additional Oral Semaglutide vs Sitagliptin on Glycated Hemoglobin in Adults With Type 2 Diabetes Uncontrolled With Metformin Alone or With Sulfonylurea: The PIONEER 3 Randomized Clinical Trial. JAMA 2019;321:1466-1480.

7. Pieber TR, et al. Efficacy and safety of oral semaglutide with flexible dose adjustment versus sitagliptin in type 2 diabetes（PIONEER 7）: a multicentre, open-label, randomised, phase 3a trial. Lancet Diabetes Endocrinol 2019;7:528-539.

8. Marso SP, et al. Semaglutide and Cardiovascular Outcomes in Patients with Type 2 Diabetes. N Engl J Med 2016;375:1834-1844.

9. Zinman B, et al. Empagliflozin, Cardiovascular Outcomes, and Mortality in Type 2 Diabetes. N Engl J Med 2015;373:2117-2128.

10. Neal B, et al. Canagliflozin and Cardiovascular and Renal Events in Type 2 Diabetes. N Engl J Med 2017;377:644-657.

11. Marso SP, et al. Liraglutide and Cardiovascular Outcomes in Type 2 Diabetes. N Engl J Med 2016;375:311-322.

12. Hernandez AF, et al. Albiglutide and cardiovascular outcomes in patients with type 2 diabetes and cardiovascular disease（Harmony Outcomes）: a double-blind, randomised placebo-controlled trial. Lancet 2018;392:1519-1529.

| ① 糖尿病治療 | （2）血糖管理／糖尿病治療薬／GLP-1受容体作動薬 |

23. 二次エンドポイントはオマケ

　GLP-1受容体作動薬注射製剤にはデイリー（1日1〜2回）のものとウイークリーのものがあります．後者のほうが一般に服薬アドヒアランス向上につながる可能性があります．さて，今回取り上げるのは，オートインジェクターというデバイスも着目されているウィークリータイプのGLP-1受容体作動薬であるデュラグルチド（日本での承認投与量は0.75mg/週）のエビデンスです．

エビデンス

　Dulaglutide and cardiovascular outcomes in type 2 diabetes（REWIND）: a double-blind, randomised placebo-controlled trial[1]

エビデンス吟味

| Step1 | クリニカルクエスチョンの定式化

- **P（患者）**：心血管疾患既往またはリスクファクターのある2型糖尿病患者

  総数　9,901例（女性46%）

  平均年齢　66.2歳

  平均HbA1c　7.4%

  平均BMI　32.3

  心血管疾患既往　32%

- **I（介入）**：標準治療（メトホルミンをベース）にデュラグルチド1.5mg/週を上乗せ投与（皮下注）

- **C（比較対照）**：標準治療にプラセボを上乗せ投与

- **O（アウトカム）**：主要心血管イベント（心血管死［原因不明死も含む］・非致死性心筋梗塞・非致死性脳卒中）（複合エンドポイント）

161

| 各論 | ① 糖尿病治療 | （2）血糖管理／糖尿病治療薬／GLP-1 受容体作動薬 |

Step2　妥当性のチェック

- デザイン：RCT
- 盲検化：あり
- 追跡期間：5.4 年（中央値），完遂率：73.2%（実薬群）／71.1%（対照群），追跡率：97.1%
- 服薬遵守率：82.2%（実薬群）／83.1%（対照群）
- ITT 解析：あり
- 検定多重性制御：一次エンドポイントに関して**優越性検定**施行（各論1-2-5 コラム参照）．二次エンドポイントに対する多重性制御は事前に設定されているが，サブグループ解析に対しては制御なし．
- COI：**資金源は本剤製造企業であり，複数社員が研究者として参画**

Step3　信頼性のチェック（**表1**）

- 代用エンドポイント
  実薬群ではプラセボ群と比較し HbA1c は期間中平均0.61%（95% CI 0.58-0.65），BMI は0.53%（95% CI 0.46-0.61）それぞれ有意に低値であった．
- 一次エンドポイント（仮説**検証**）
  実薬群のほうが有意に低かった．原因不明死数は「最小限」だったと記載されているが詳細は不明．
- サブグループ解析（仮説**探究**）
  異質性は概ね認めなかった．
- 二次エンドポイント（仮説**提唱**）
  非致死性脳卒中と腎アウトカムのリスクが低下した．眼アウトカム（光凝固，抗 VEGF 療法，硝子体手術）のリスクは，有意差はないものの増加した．
- 有害事象
  低血糖・急性膵炎・がんなどの発生率は同等であったが，消化管有害事象は実薬群のほうが有意に高率であった（47.4% vs 34.1%，P ＜ 0.001）．

Step4　臨床的意義の評価

　既出のエビデンスと比較して**長期間**の心血管イベント抑制効果が実証された．5 年当たりの NNT は約65 人であり，臨床的インパクトも小さくはない．

23. 二次エンドポイントはオマケ

| 表1 | REWIND の結果 |

	実薬群 4,949例	プラセボ群 4,952例	ハザード比 (95% CI)	P 値
一次エンドポイント				
心血管死［原因不明死も含む］・非致死性心筋梗塞・非致死性脳卒中	12.0%	13.4%	0.88 (0.79 − 0.99)	0.026
二次エンドポイント				
心血管死（原因不明死も含む）	6.4%	7.0%	0.91 (0.78 − 1.0)	0.21
非致死性心筋梗塞	4.1%	4.3%	0.96 (0.79 − 1.16)	0.65
非致死性脳卒中	2.7%	3.5%	0.76 (0.61 − 0.95)	0.017
全死亡	10.8%	12.0%	0.90 (0.80 − 1.01)	0.067
心不全による入院／救急受診	4.3%	4.6%	0.93 (0.77 − 1.12)	0.46
眼アウトカム	1.9%	1.5%	1.24 (0.92 − 1.68)	0.16
腎アウトカム	17.1%	19.6%	0.85 (0.77 − 0.93)	0.0004

(Gerstein HC, et al. Dulaglutide and cardiovascular outcomes in type 2 diabetes（REWIND）: a double-blind, randomised placebo-controlled trial. Lancet 2019;394:121-130[1] より作成)

エビデンス解体

総評

　本研究の特徴は，**先行研究と比較して**介入追跡期間が長く，心血管既往者が少なく，血糖コントロールも良好な患者を対象としていることです．心血管リスクが**比較的**低い人にも GLP-1 受容体作動薬製剤の有意な心血管イベント抑制効果を認めたことは，臨床的意義があるでしょう．しかも，週1回の注射薬ですので，一般実臨床でも服薬アドヒアランス向上にもつながりそうです（自験例では，ウィークリー製剤よりデイリー製剤のほうが自己管理しやすくてよいという患者さんもいますが）．

　さらに，同クラスの他剤と同様に，腎アウトカムのリスクを低下させる**可能性も示**されました．腎アウトカムは本研究において**二次エンドポイント**（仮説

163

提唱）ですが，「**探究的**解析」結果も別途に行われ，同時に発表されています[2]．タイトル通り，仮説探究目的の研究[2]ですから，COI も鑑みて**大きく割り引いて解釈しましょう**．

一方で気を付けなければならないのは，統計学的に有意差はなかったものの網膜症のリスクが増加したことです（有害事象に関しては二次エンドポイントでも慎重に捉えます：推薦図書参照）．セマグルチドのウィークリー注射製剤[3]や経口剤[4]の RCT でも網膜症が増加しており，急速な血糖降下が関与していることが誘因として指摘されています．注射頻度が少なくて利便性が高い半面，血糖コントロールの微調整がしにくいかもしれないので，網膜症を合併している場合は慎重に投与すべきでしょう．

GLP-1受容体作動薬製剤の位置づけ

米国糖尿病学会の診療ガイドラインでは，2019年版以降，GLP-1受容体作動薬製剤は心血管疾患既往者で優先順位が高められました．果たして，欧米人より全般に心血管疾患リスクの低い日本人患者でも同程度の臨床効果が期待できるでしょうか．

この点を比較検討する際の指標として，**NNT** を概算してみましょう．本研究では，プラセボ群の主要心疾患罹患率は 2.7%/年でした．日本人対象の J-DOIT3[5]（平均年齢59歳，女性38%，平均罹患期間8.5年，平均 HbA1c 8.0%，平均 BMI24.9, 心血管既往者12%）の対照群の主要心疾患罹患率は 1.2%/年（各論1-1-1参照）でしたので，それを基に概算すると，日本人での5年当たりの NNT は 150人程度となります（相対リスクは同程度ですが NNT はベースラインのリスクで変動します．推薦図書参照）．さらに，本剤の日本での承認投与量は 0.75mg/週ですし，BMI の点でも日本人のほうが一層低リスクですから，推算 NNT はさらに大幅に増加する可能性があります．推算値ではありますが，日本人においては臨床的インパクトが大きくなく，一般には優先度はまだ高くはないでしょう（総論2-2参照）．

[推薦図書]

能登洋　著．スッキリわかる！臨床統計はじめの一歩 改訂版：羊土社；2018.

23. 二次エンドポイントはオマケ

※参考文献

1. Gerstein HC, et al. Dulaglutide and cardiovascular outcomes in type 2 diabetes (REWIND): a double-blind, randomised placebo-controlled trial. Lancet 2019;394:121-130.
2. Gerstein HC, et al. Dulaglutide and renal outcomes in type 2 diabetes: an exploratory analysis of the REWIND randomised, placebo-controlled trial. Lancet 2019;394:131-138.
3. Marso SP, et al. Semaglutide and Cardiovascular Outcomes in Patients with Type 2 Diabetes. N Engl J Med 2016;375:1834-1844.
4. Husain M, et al. Oral Semaglutide and Cardiovascular Outcomes in Patients with Type 2 Diabetes. N Engl J Med 2019;381:841-851.
5. Ueki K, et al. Effect of an intensified multifactorial intervention on cardiovascular outcomes and mortality in type 2 diabetes (J-DOIT3): an open-label, randomised controlled trial. Lancet Diabetes Endocrinol 2017;5:951-964.

① 糖尿病治療　(2) 血糖管理／糖尿病治療薬／GLP-1 受容体作動薬

24. 半信半疑

GLP-1 受容体作動薬は血糖降下作用以外にも，血管内皮保護・抗炎症・抗線維化・抗動脈硬化・血管拡張・血行動態改善などの作用によって腎アウトカムを直接改善することが**期待**されています．米国糖尿病学会のガイドラインでは「慢性腎臓病（CKD）合併者には HbA1c の基礎値や個別化目標値と無関係に GLP-1 受容体作動薬の投与を考慮すること」が推奨されています[1]．

しかしながら，GLP-1 受容体作動薬による腎アウトカム改善のエビデンスは**二次エンドポイント**や**探究的解析**が主体[2,3]で，確固たる結論には至っていません．今回解説する新エビデンスでは，GLP-1 受容体作動薬による直接（pleiotropic）の腎保護作用は実証されたでしょうか？

エビデンス

Gerstein HC, et al. Cardiovascular and Renal Outcomes with Efpeglenatide in Type 2 Diabetes[4]

エビデンス吟味

Step1　クリニカルクエスチョンの定式化

- **P（患者）**：2 型糖尿病患者で，心血管疾患既往者**または**［腎臓病（eGFR 25-59.9mL/分/1.73m^2）および心血管リスクファクターを有する］者

　総数　4,076 例（女性 33％）

　平均年齢　65 歳

　平均 BMI　32.7

　平均 HbA1c　8.9％（7.0％以下は除外）

　平均血圧　135/77mmHg

　心血管疾患既往　90％

　腎臓病　32％

24. 半信半疑

アルブミン尿　49%

平均 eGFR　72mL/分/1.73m^2

UACR[*1]中央値　28mg/g

SGLT2 阻害薬使用　15%

RAS[*2]阻害薬（ARB，ACEI，ARNI[*3]）使用　80%

- **I（介入）**：efpeglenatide 4mg/週または6mg/週投与
- **C（比較対照）**：プラセボ投与
- **O（アウトカム）**：

　［一次エンドポイント］MACE（非致死性心筋梗塞，非致死性脳卒中，心血管死，原因不明死）

　［筆頭二次エンドポイント］

　①拡張 MACE（MACE，冠動脈再建，不安定狭心症入院）

　②腎アウトカム（腎機能低下，顕性アルブミン尿）[*4]

*1：UACR＝尿中アルブミン／クレアチニン比

*2：RAS＝レニン・アンジオテンシン系

*3：ARNI＝アンジオテンシン受容体・ネプリライシン阻害薬

*4：UACR＞300mg/g かつベースラインから30%以上増加，eGFR が30日以上にわたり 40%以上の低下，90日以上の腎代替療法，30日以上にわたる eGFR＜15L/分/1.73m^2

Step2　妥当性のチェック

- デザイン：RCT
- 盲検化：あり
- 追跡期間：1.81年（中央値）
- 追跡率：99.9%
- 服薬率：実薬群89%，プラセボ群91%
- 解析：ITT 解析
- 検定多重性制御法：階層的検定（コラム参照）
- COI：**本剤製造企業が研究資金を提供．また，著者のなかに本剤製造企業社員も含まれる．**

167

| 各論 | ① 糖尿病治療 | (2) 血糖管理／糖尿病治療薬／GLP-1 受容体作動薬 |

Step3　信頼性のチェック

- 代用エンドポイント

  実薬群ではプラセボ群と比較して HbA1c 1.24%，BMI 0.9（体重 2.6kg），血圧 1.5/0.6mmHg，LDL-C 2.7mg/dL それぞれ有意に低値になった．また，UACR は 21% 有意に低値，eGFR は 0.9mL/分/1.73m^2 有意に高値になった．

- 一次エンドポイント（表1）

  MACE のハザード比は 0.73 であり，プラセボに対する実薬の非劣性（マージン 1.8），非劣性（マージン 1.3）および優越性が順に確立し，本剤による MACE リスク低減が実証された．また，探究的解析（オマケ）により本剤の用量反応性が示唆された．

- 筆頭二次エンドポイント（表1）

  拡張 MACE に関しても，本剤によるリスク低減が実証された．さらに，腎アウトカムに関してもリスク低減が実証された．

  その他の二次エンドポイントは仮説提唱（オマケ）なので略．

- サブグループ解析（オマケ）

  心血管・腎ベネフィットはベースラインの SGLT2 阻害薬使用・メトホルミン使用・eGFR とは無関係に認められた．

- 有害事象

表1　AMPLITUDE-O 試験の一次エンドポイントと筆頭二次エンドポイント

	実薬群	プラセボ群	ハザード比 (95%CI)	絶対リスク低下	非劣性 P 値 （非劣性マージン 1.8, 1.3 とも）	優越性 P 値
一次エンドポイント						
主要心血管イベント	7.0%	9.2%	0.73 (0.58 − 0.92)	2.2%	＜ 0.001	0.007
「筆頭」二次エンドポイント						
①主要心血管イベント， 　冠動脈再建， 　不安定狭心症入院	9.5%	11.6%	0.79 (0.65 − 0.96)	2.1%		0.02
②腎アウトカム	13.0%	18.4%	0.68 (0.57 − 0.79)	5.4%		＜ 0.001

(Gerstein HC, et al. Cardiovascular and Renal Outcomes with Efpeglenatide in Type 2 Diabetes. N Engl J Med 2021;385:896-907[4] より作成)

重度の消化器系有害事象発生率は，実薬群のほうが有意に高かった（3.3% vs 1.8%）．その他の有害事象リスクは両群で同等であった．

Step4 | 臨床的意義の評価

心血管疾患既往またはCKD合併の2型糖尿病患者において，efpeglenatideは心血管イベントリスクを有意に減少させた．また，腎アウトカム改善も示唆された．

エビデンス解体

内的妥当性

統計学的には妥当性が高く，検定の多重性に対しても適切な統計学的手法が用いられているため，筆頭二次エンドポイントに関しても実証されたと統計学的には解釈できます．ただし，階層的検定により次々と優越性を実証することは統計学的には許容されても，対象者のバイアス（腎臓病併存者は約30%でアルブミン尿併存者は全体の約50%）を勘案すると臨床的には限界があるでしょう．しかも，最初の検定での非劣性マージンはハザード比1.8というゆるゆるの基準です．COIにも着目し，「示唆された」程度に割り引いて解釈したほうがいいでしょう．

さすがに本研究では，一次エンドポイントであるMACEのリスク低減の裏付けとして筆頭二次エンドポイントの腎アウトカム結果を捉えているようで，タイトルには"Renal Outcome"の文言が含まれているもののabstractのconclusion部では腎アウトカムについては言及されていません．

外的妥当性（一般性）

心血管疾患高リスク者が対象ですので，低リスク者を対象とした他のGLP-1受容体作動薬エビデンスのように，本剤は低リスク者では有意なベネフィットはないかもしれません．腎アウトカムについても前述のように一般性は乏しい印象です．

| ① 糖尿病治療 | (2) 血糖管理／糖尿病治療薬／GLP-1 受容体作動薬 |

臨床的意義

　心血管疾患リスク低減実証と腎アウトカム改善示唆を同時に示した点では臨床的に意義があり，米国糖尿病学会のガイドラインの推奨[1]を支持する内容です．ただし，MACE に関するベネフィットのインパクト（絶対リスク低下 2.2%／1.8年）は微々たる印象です．**針小棒大**のグラフや誇大宣伝に気を付けましょう．COI にも目を向けましょう．

腎保護作用はこれで決着 !?

　確かにこの研究では統計学的に有意なベネフィットが示されました．しかし，これは GLP-1 受容体作動薬に特有（pleiotropic）の薬効でしょうか？

　本研究では HbA1c は両群間で 1.24% 開きました．腎アウトカムの定義がスタディごとに異なるので直接の比較はできませんが，過去の RCT では HbA1c 1.0% 低下すると腎リスクは約 20 〜 30% 低減することが報告されており[5-9]，本研究（−26%）での低下も同程度です．薬剤を問わず **HbA1c 降下度だけでもアウトカムは説明つきそう**ですので，本結果を基に GLP-1 受容体作動薬に直接の腎保護作用があるとは**結論づけられない**でしょう．

　GLP-1 受容体作動薬による腎リスク低減を示唆するメタアナリシス[3]もありますが，含まれる研究内容はいずれも二次エンドポイントや後付け解析なので**エビデンスレベルは高くありません**[10]．**RCT のメタアナリシスといえども「光るものすべて金ならず」**であることを肝に銘じましょう．なお，最近になり腎アウトカムを一次エンドポイントとした GLP-1 受容体作動薬の RCT が中間解析で有効性が一定の基準を満たしたため，第三者のデータモニタリング委員会からの勧告に基づき早期終了との報告がなされました[11]．しかし現時点では**論文未発表**ですのでエビデンスとはみなされません（総論 1-1 参照）．

　一方，SGLT-2 阻害薬は非糖尿病 CKD に対してもベネフィットが示されており，直接の腎保護作用は**ほぼ**確立しているといえるでしょう．ただし，腎アウトカムを**一次**エンドポイントとした **RCT** の対象者は**顕性アルブミン尿合併例に事実上限定**される[12-14]ことに注意．GLP-1 受容体作動薬については，非糖尿病 CKD での保護作用が**実証**されるまでは半信半疑のままです．

24. 半信半疑

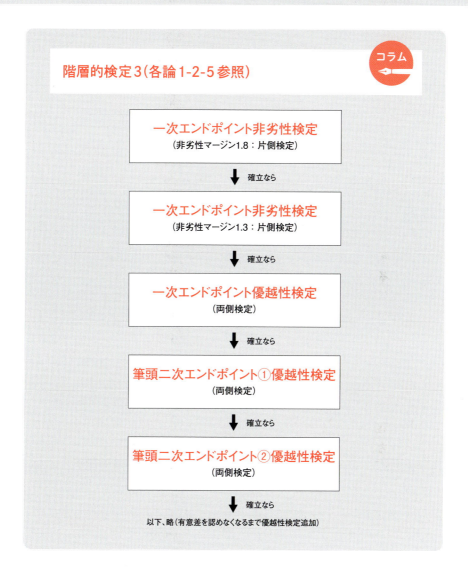

※参考文献
1. American Diabetes Association. Standards of Medical Care in Diabetes-2024 ★毎年1月に改訂．Diabetes Care 2024;47:S1-S321.
2. Gerstein HC, et al. Dulaglutide and renal outcomes in type 2 diabetes: an exploratory analysis of the REWIND randomised, placebo-controlled trial. Lancet 2019;394:131-138.
3. Zelniker TA, et al. Comparison of the Effects of Glucagon-Like Peptide Receptor Agonists and Sodium-Glucose Cotransporter 2 Inhibitors for Prevention of Major Adverse Cardiovascular and Renal Outcomes in Type 2 Diabetes

Mellitus. Circulation 2019;139:2022-2031.

4. Gerstein HC, et al. Cardiovascular and Renal Outcomes with Efpeglenatide in Type 2 Diabetes. N Engl J Med 2021;385:896-907.

5. Ohkubo Y, et al. Intensive insulin therapy prevents the progression of diabetic microvascular complications in Japanese patients with non-insulin-dependent diabetes mellitus: a randomized prospective 6-year study. Diabetes Res Clin Pract 1995;28:103-117.

6. Diabetes Control and Complications Trial Research Group. The effect of intensive treatment of diabetes on the development and progression of long-term complications in insulin-dependent diabetes mellitus. N Engl J Med 1993;329:977-986.

7. Action to Control Cardiovascular Risk in Diabetes Study G, et al.Effects of intensive glucose lowering in type 2 diabetes. N Engl J Med 2008;358:2545-2559.

8. ADVANCE Collaborative Group. Intensive blood glucose control and vascular outcomes in patients with type 2 diabetes. N Engl J Med 2008;358:2560-2572.

9. Duckworth W, et al. Glucose control and vascular complications in veterans with type 2 diabetes. N Engl J Med 2009;360:129-139.

10. 日本糖尿病・生活習慣病ヒューマンデータ学会. 糖尿病標準診療マニュアル2021(一般診療所・クリニック向け). http://human-data.or.jp 2021年.

11. https://www.novonordisk.com/content/nncorp/global/en/news-and-media/news-and-ir-materials/news-details.html?id=166327(2023年12月30日アクセス).

12. Perkovic V, et al. Canagliflozin and Renal Outcomes in Type 2 Diabetes and Nephropathy. N Engl J Med 2019;380:2295-2306.

13. Heerspink HJL, et al. Dapagliflozin in Patients with Chronic Kidney Disease. N Engl J Med 2020;383:1436-1446.

14. Herrington WG, et al. Empagliflozin in Patients with Chronic Kidney Disease. N Engl J Med 2023;388:117-127.

| ① 糖尿病治療 | (2) 血糖管理／糖尿病治療薬／GLP-1受容体作動薬 |

25. 幻の製剤

　GLP-1受容体作動薬は2型糖尿病患者の心血管疾患リスクを低下させることが示されています[1]. ただし, 製剤によって結果は異なり[2-4], その理由もまだ究明されていません. 今回は, ウイークリータイプの注射製剤である albiglutide の効果を確認したエビデンスを検証しましょう.

エビデンス

Albiglutide and cardiovascular outcomes in patients with type 2 diabetes and cardiovascular disease (Harmony Outcomes): a double-blind, randomised placebo-controlled trial[5]

エビデンス吟味

Step1　クリニカルクエスチョンの定式化

- **P（患者）**：心血管疾患既往のある2型糖尿病患者（28カ国）

　総数　9,463例（女性30％）

　平均年齢　64歳

　平均BMI　32.3

　平均HbA1c　8.7％

　平均糖尿病罹患歴　14年

- **I（治療）**：標準療法に albiglutide を上乗せ投与
- **C（比較対照）**：標準療法にプラセボを上乗せ投与
- **O（アウトカム）**：心筋梗塞・脳卒中・心血管関連死（複合エンドポイント）

Step2　妥当性のチェック

- デザイン：RCT
- 盲検化：あり

173

		(2) 血糖管理／糖尿病治療薬／GLP-1 受容体作動薬

① 糖尿病治療

・追跡期間：1.6年（中央値），追跡率：99.4%，服薬遵守率：albiglutide 群76%，
プラセボ群73%
・検定多重性制御：階層的検定
・COI：スポンサー企業の複数社員が研究者として参画

Step3 信頼性のチェック（表1）

・代用エンドポイント
到達 HbA1c 値・体重（−0.83kg）は albiglutide 群のほうが有意に低値だった
・一次エンドポイント
非劣性（ハザード比マージン 1.30）であり，さらに albiglutide のほうが有意に
低値であった．心筋梗塞リスクは有意に低下した（ハザード比0.75，95% CI
0.61−0.90）が脳卒中と心血管関連死には有意差がなかった
・全死亡は両群間で有意差を認めなかった
・重症低血糖は albiglutide 群のほうが少なかった（31症例 vs 55症例）
・膵炎・膵癌・甲状腺癌は両群間で有意差を認めなかった（いずれも発症率＜
1%）．網膜症リスクの増加も認めなかった

表1 Harmony Outcomes の結果

	albiglutide 群	プラセボ群	ハザード比（95% CI，P 値）または差（95% CI）	絶対リスク低下
一次エンドポイント				
心筋梗塞・脳卒中・心血管関連死	7%	9%	0.78 [0.68 to 0.90/ P＜0.0001（非劣性），P＝0.0006（優越性）]	2%
二次エンドポイント				
全死亡	4%	4%	0.95 (0.379 to 1.16, P＝0.644)	有意差なし
代用エンドポイント				
到達平均 HbA1c 値	約7.8%	約8.4%	−0.52 (−0.58 to −0.45) %	—

(Hernandez AF, et al. Albiglutide and cardiovascular outcomes in patients with type 2 diabetes and cardiovascular disease (Harmony Outcomes): a double-blind, randomised placebo-controlled trial. Lancet 2018;392:1519-1529[5] より作成)

Step4 | 臨床的意義の評価

追加薬としての GLP-1 受容体作動薬による有意な二次予防効果が実証され，臨床的に意義がある．ただし，一次予防効果は不詳である．

エビデンス解体

総評

本研究はデザイン・解析法（各論1-2-5 コラム参照）の点で妥当性が高いのですが，服薬遵守率が高くない点で実臨床への適用性が低いかもしれません．スポンサーが研究に直接関与している点も要注意です．さらに，本結果が発表される前に，本剤製造会社の事業上の理由で販売中止（日本では未販売のまま）となってしまいました．GLP-1受容体作動薬の心血管リスク低下効果は製剤ごとに異なった結果が報告されているため[1-4]，本効果がクラスエフェクトとして他剤についても期待できるかは不詳のままです．

血糖コントロール改善度は微々たるものでありながら，心血管疾患イベントの抑制効果が短期間で顕著になったのは，GLP-1受容体作動薬には血糖降下以外にも多面的な抗動脈硬化作用があるからかもしれません（本研究では脂質は解析していません）．一方，長期的な効果・安全性は未確立です．一次予防効果も不詳であり，過大解釈・過剰期待は禁物です．

※参考文献
1. Marso SP, et al. Liraglutide and Cardiovascular Outcomes in Type 2 Diabetes. N Engl J Med 2016;375:311-322.
2. Holman RR, et al. Effects of Once-Weekly Exenatide on Cardiovascular Outcomes in Type 2 Diabetes. N Engl J Med 2017;377:1228-1239.
3. Pfeffer MA, et al. Lixisenatide in Patients with Type 2 Diabetes and Acute Coronary Syndrome. N Engl J Med 2015;373:2247-2257.
4. Marso SP, et al. Semaglutide and Cardiovascular Outcomes in Patients with Type 2 Diabetes. N Engl J Med 2016;375:1834-1844.
5. Hernandez AF, et al. Albiglutide and cardiovascular outcomes in patients with type 2 diabetes and cardiovascular disease（Harmony Outcomes）: a double-blind, randomised placebo-controlled trial. Lancet 2018;392:1519-1529.

① 糖尿病治療　(2) 血糖管理／糖尿病治療薬／GLP-1 受容体作動薬

26. ゴーストライター・パンデミック!?

　GLP-1 受容体作動薬（注射薬・経口薬）には，血糖降下だけでなく体重減少・心血管疾患二次予防・腎イベント抑制も**期待**されていますが，チルゼパチドの血糖降下作用・体重減少効果は GLP-1 受容体作動薬を上回ることが海外で報告されています．では，日本人での効果はどうでしょうか．

エビデンス

Efficacy and safety of tirzepatide monotherapy compared with dulaglutide in Japanese patients with type 2 diabetes（SURPASS J-mono）[1]

エビデンス吟味

Step1　クリニカルクエスチョンの定式化

・**P（患者）**：血糖降下薬を服用していない 20 歳以上の日本人 2 型糖尿病患者
　総数　36 例（女性 24%）
　平均年齢　56.6 歳
　平均 HbA1c　8.2%
　平均体重　78.2kg／平均 BMI 28.1kg/m^2
　平均 eGFR　79mL/分/1.73m^2
・**I（介入）**：チルゼパチド投与（5，10，15mg/週の 3 群）
・**C（比較対照）**：デュラグルチド 0.75mg/週
・**O（アウトカム）**：
　一次エンドポイント
　　52 週後の HbA1c 変化差
　二次エンドポイント
　　体重など多数

26. ゴーストライター・パンデミック!?

| Step2 | 妥当性のチェック |

- デザイン：RCT
- 盲検化：あり
- 追跡期間：52週，完遂率：97%
- 服薬遵守率：チルゼパチド群87%，デュラグルチド群91%
- 解析：modified ITT解析
- 検定多重性制御：一次エンドポイントに関しては，チルゼパチド10，15mg/週の優越性が確立した場合に5mgの優越性を検定する階層的アプローチを施行．二次エンドポイントは**体重**に関してgraphical testing approachを適用．
- COI：チルゼパチド製造企業が**資金出資・研究デザイン・データ収集・データ解析・データ解釈・論文化を担当し，複数社員が研究者として連名．論文執筆と編集は専門会社のメディカルライターとエディターが同スポンサーの出資金で担当**．

| Step3 | 信頼性のチェック |

- 一次エンドポイント（**表1**）
  チルゼパチドによるHbA1c低下は24週目にはほぼピークに達し，以降維持された．各群ともベースラインからのHbA1cの低下を認めた．デュラグルチドと比較したチルゼパチドによるHbA1c変化差は統計学的に有意であり用量依存の傾向があった．
- 二次エンドポイント（**表1**）
  チルゼパチドによる体重減少は4週目から顕著となり，高用量群では52週まで減少傾向が持続した．デュラグルチド群では体重はほぼ変化しなかった．チルゼパチド各群ともベースラインからの体重減少を認め，デュラグルチドと比較したチルゼパチドによる体重変化差は統計学的に有意であり用量依存の傾向があった．他の二次エンドポイントは略．
- 主な有害事象は吐き気・便秘・鼻咽頭炎で，有害事象による服薬中止率はチルゼパチド群のほうがデュラグルチド群より高かった（9% vs 6%）．

| Step4 | 臨床的意義の評価 |

チルゼパチドによる臨床的に顕著なHbA1c低下・体重減少が早期から**期待**できる．

	チルゼパチド 5mg (159人)	チルゼパチド 10mg (158人)	チルゼパチド 15mg (160人)	デュラグルチド 0.75mg (159人)
一次エンドポイント HbA1c (%)				
ベースライン	8.2 (0.1)	8.2 (0.1)	8.2 (0.1)	8.2 (0.1)
52週後の変化	−2.4 (0.1)	−2.6 (0.1)	−2.8 (0.1)	−1.3 (0.1)
デュラグルチドとの差	−1.1 (−1.3 to −0.9) p < 0.0001	−1.3 (−1.5 to −1.1) p < 0.0001	−1.5 (−1.7 to −1.4) p < 0.0001	−
二次エンドポイント 体重 (kg)				
ベースライン	78.6 (1.2)	79.1 (1.2)	78.9 (1.2)	76.5 (1.2)
52週後の変化	−5.8 (0.4)	−8.5 (0.4)	−10.7 (0.4)	−0.5 (0.4)
デュラグルチドとの差	−5.2 (−6.4 to −4.1) p < 0.0001	−7.9 (−9.1 to −6.8) p < 0.0001	−10.1 (−11.3 to −9.0) p < 0.0001	−

表1 SURPASS J-mono のアウトカム

数値は最小二乗平均値（SE または 95% CI）
(Inagaki N, et al. Efficacy and safety of tirzepatide monotherapy compared with dulaglutide in Japanese patients with type 2 diabetes (SURPASS J-mono): a double-blind, multicentre, randomised, phase 3 trial. Lancet Diabetes Endocrinol 2022;10:623-633[1] より作成)

エビデンス解体

総評

　デュラグルチドと比較して，1年間で臨床的に顕著な HbA1c と体重の用量依存的低下が期待できそうです．チルゼパチドはすでに販売されているデュラグルチドをベースに GIP を配合した製剤ですので，GLP-1 と GIP のインクレチン併用効果は医学的にも納得いきます．注射デバイスもデュラグルチド注射製剤と同じなので，簡便で実用性が高いでしょう．薬価がネックになりますが．

　日本人糖尿病患者では肥満者に対して GLP-1 受容体作動薬は比較的高い優先順位となっています[2]．本研究の対象者は肥満の日本人が主体でしたので，その選択方針の妥当性も検査値（代用アウトカム）に関して確認された印象です．合併症リスクや死亡リスクなどの長期的な臨床アウトカム（総論 2-1 参照）のエビデンス登場が切望されます．

妥当性の鑑定

内的妥当性

完全な企業主体型治験だけあって，デザイン上の妥当性は非常に高いでしょう．投薬プロトコルも強固です．体重変化は二次エンドポイントですが，検定多重性制御（各論1-2-5コラム参照）による**検証**がなされています．他の二次エンドポイントはそうではないので仮説**提唱**レベルです．ただし，**金銭的COIが極めて濃厚**であり**出版バイアス**の潜在も否定できないので，**大きく割り引いて解釈**することが重要です（後述）．

外的妥当性

日本人対象ですが，肥満者（BMI $\geqq 25\mathrm{kg/m^2}$）主体ですので非肥満者にどの程度効果が期待できるかは不明です．75歳以上の対象者は稀少でしたので，超高齢者への適用性も不確実です．なお，日本人2型糖尿病患者では肥満者と非肥満者が半々であると概算・想定されています[2]．

美辞麗句に注意

前述のように，この論文では**金銭的COIが濃厚**です．論文・執筆はその手のプロ（実名も記載されています）が担当したので，美辞麗句に気を付けて，割り引いて解釈する必要があります．

本研究ではチルゼパチドが第一投与薬とされたのですが，最近発表された日本糖尿病学会の「2型糖尿病の薬物療法のアルゴリズム」[2]や日本糖尿病・生活習慣病ヒューマンデータ学会の「糖尿病標準診療マニュアル2024」[3]では，インクレチン製剤は肥満者に対して3番手以降です．大言壮語の売り込みには気を付けましょう．なお，さすがに本論文ではチルゼパチドを「a potential therapeutic use」としています．

EBM商法

上記の金銭的COIは，同誌に同時発表された経口血糖降下薬へのチルゼパチド上乗せ療法に関する論文[4]にも当てはまります．新薬が続出している糖尿病領域ではこの趨勢がすでに論文として分析発表されており，注意喚起されています[5]（表2）．

| 各論 エビデンスを斬る！ | ① 糖尿病治療 | (2) 血糖管理／糖尿病治療薬／GLP-1 受容体作動薬 |

表2　糖尿病領域の論文生産性

> - 糖尿病治療薬に関する論文執筆数トップ110人のうち48人は製薬企業社員
> - 論文の91％はスポンサー付きであった．その44％はメディカルライターにより執筆されており，そのうち約半数はスポンサーが手配・提供したライターであった．

(Holleman F, et al. Productivity of authors in the field of diabetes: bibliographic analysis of trial publications. BMJ 2015;351:h2638[5] より作成)

出版バイアス

　研究結果がポジティブでない場合，論文投稿されにくいということは古今東西周知の事実ですが，それ以外にも編集者や出版社によって採択されやすい論文に偏りがあることが指摘されています．

　具体的には，リプリント（別刷り）費は膨大な収入源となるため，金銭的COIのある論文が採択される傾向にあります[6,7]．特にLancet誌は商業誌ということもあってか，製薬企業スポンサーのついた論文を好んで採択する傾向が指摘されており，実際にリプリント費による収入は主要医学誌の中でトップです[7]（**表3**）．逆に，フリーで読めるオープンアクセス誌の場合は，スポンサー付きの論文は採択されにくい（リプリント費を搾取できないため）ことも報告されています[8]．

　法外な論文出版費を著者に課すいわゆる「ハゲタカ誌」も増殖しているこの時勢，出版バイアスの排除は一層困難となっています．

180

表3 リプリント費による収入

単位は英ポンド（論文発表時の1英ポンド＝約126円）．この研究はBMJ誌に掲載されたものだが，BMJ誌は自らのデータも公開している点が興味深い．

Journal	Reprint order cost (£)	
	Median	Maximum
BMJ	12,458	132,805
Journal of Neurology, Neurology & Psychiatry	7,624	132,805
Gut	4,002	260,055
Heart	6,071	334,240
Lancet	287,353	1,551,794
Lancet Neurology	14,336	87,244
Lancet Oncology	24,390	104,857

(Handel AE, et al. High reprint orders in medical journals and pharmaceutical industry funding: case-control study. BMJ 2012;344:e4212[7] より作成)

※参考文献

1. Inagaki N, et al. Efficacy and safety of tirzepatide monotherapy compared with dulaglutide in Japanese patients with type 2 diabetes (SURPASS J-mono): a double-blind, multicentre, randomised, phase 3 trial. Lancet Diabetes Endocrinol 2022;10:623-633.
2. 日本糖尿病学会コンセンサスステートメント策定に関する委員会．2型糖尿病の薬物療法のアルゴリズム(第2版)．糖尿病 2023：66：715-733.
3. 日本糖尿病・生活習慣病ヒューマンデータ学会．糖尿病標準診療マニュアル2024(一般診療所・クリニック向け)．★毎年4月に改訂．http://human-data.or.jp 2024年．
4. Kadowaki T, et al. Safety and efficacy of tirzepatide as an add-on to single oral antihyperglycaemic medication in patients with type 2 diabetes in Japan (SURPASS J-combo): a multicentre, randomised, open-label, parallel-group, phase 3 trial. Lancet Diabetes Endocrinol 2022;10:634-644.
5. Holleman F, et al. Productivity of authors in the field of diabetes: bibliographic analysis of trial publications. BMJ 2015;351:h2638.
6. Graham SS, et al. Relationships among commercial practices and author conflicts of interest in biomedical publishing. PLoS One 2020;15:e0236166.
7. Handel AE, et al. High reprint orders in medical journals and pharmaceutical industry funding: case-control study. BMJ 2012;344:e4212.
8. Ellison TS, et al. Open access policies of leading medical journals: a cross-sectional study. BMJ Open 2019;9:e028655.

① 糖尿病治療　(2) 血糖管理／糖尿病治療薬／GLP-1受容体作動薬

27. 似非エビデンスにご用心

　インクレチン関連薬は2型糖尿病治療薬としてだけでなく，肥満治療薬としても着目されており，その目的のための新薬開発・臨床試験実施が急進展しています．「エビデンス」という触れ込みで続々と押しよせてくる情報の質はいかなるものでしょうか？　2022年後半以降発表されたエビデンスを斬ってみます．

エビデンス（研究名または筆頭著者名）

- GIP/GLP-1受容体作動薬（注射製剤）
  SURMOUNT-1[1]
  SURMOUNT-2[2]
  SURMOUNT-3[3]
  SURMOUNT-4[4]
- グルカゴン／GIP/GLP-1受容体作動薬（注射製剤）
  Jastreboff AM[5]
- アミリンアナログ／GLP-1受容体作動薬（注射製剤）
  Frias JP[6]
- GLP-1受容体作動薬（注射製剤）
  BARI-OPYIMISE[7]
  SELECT[8]
  STEP-HFpEF[9]
- GLP-1受容体作動薬（経口製剤）
  OASIS1[10]
  PIONEER PLUS[11]
  Saxena AR[12]
  GZGI[13]
  Frias JP[14]

エビデンス吟味

［Step1］〜［Step4］を**表1**（P.186, 187）にまとめました.

エビデンス解体 （表1. 注意点も参照）

総評

現在，日本で処方可能なGLP-1受容体作動薬（注射・経口製剤）やGIP／GLP-1受容体作動薬（注射製剤）以外の新薬や，高用量経口セマグルチドに関するエビデンスが続出しており，その数には目を見張るものがあり動向が注視されます.

新規経口GLP-1受容体作動薬2剤はいずれも食事・飲水と関係なく服用できるため，実用性が高い印象です.

肥満治療のターゲットとして，肥満の一機序である神経内分泌系が脚光を浴びています. 実際，栄養によって分泌刺激されるホルモンの製剤としてGLP-1受容体作動薬やGIP／GLP-1受容体作動薬に加えて，3ホルモン（グルカゴン／GIP／GLP-1）受容体作動薬（注射製剤）[5]もいよいよ登場しました.

減量手術後に体重がリバウンドし減量効果が減弱することは少なくありませんが，高用量リラグルチド追加により減量が増進することが示された[7]のは斬新であり，臨床的意義が大きい可能性があります.

アミリンはインスリンとともに膵β細胞から分泌されるホルモンで，脳神経に作用して胃排泄遅延と満腹感増進を惹起します. アミリンアナログ製剤はその機序によって食後血糖値を降下させる効果を有し，すでに海外ではインスリンとの併用で1型・2型糖尿病に対して使用（毎食前注射）されています. Cagrilintideはアミリンアナログとして初の持効型（ウィークリータイプ）製剤です. 既存のアミリン製剤の血糖降下作用は微小ですが，新タイプもセマグルチド注射への上乗せ効果はほぼないようです[6].

鵜呑みや過剰な期待は厳禁

注意すべき点は，いずれのエビデンスも**追跡期間が短い**ため，長期的な血糖・体重コントロールは未知数であることです. また，消化器系副作用も高頻度で

す. **薬価**も課題となるでしょう.

　セマグルチド注射薬は2型糖尿病患者の心血管疾患リスクを低減させることが,すでにRCTで実証されていますが,糖尿病のない肥満者での二次予防効果もあることが示されました[8].ただし,**高リスク者に限定**されていることと,**絶対リスクの低下は微々たる**(「**大規模スタディ≒小規模効果**」)ことから,過剰な期待は禁物です.セマグルチド注射薬の糖尿病関連腎臓病への影響を評価したFLOWは中間解析で有効性が一定の基準を満たしたため,第三者のデータモニタリング委員会からの勧告に基づき早期終了との報告がなされました[15].しかし現時点では論文未発表です(追記:2024年に論文化されました).

┃ 似非エビデンス注意報

　ニュースリリースは,論文化されるまではエビデンスとはみなされず,鵜呑みは厳禁です(総論1-1コラム参照).実際,**論文ではデータが微妙に異なっていることも多々あります**[3,4](**表1**).

※参考文献

1. Jastreboff AM, et al. Tirzepatide Once Weekly for the Treatment of Obesity. N Engl J Med 2022;387:205-216.
2. Garvey WT, et al. Tirzepatide once weekly for the treatment of obesity in people with type 2 diabetes (SURMOUNT-2): a double-blind, randomised, multicentre, placebo-controlled, phase 3 trial. Lancet 2023;402:613-626.
3. Wadden TA, et al. Tirzepatide after intensive lifestyle intervention in adults with overweight or obesity: the SURMOUNT-3 phase 3 trial. Nat Med 2023;29:2909-2918.
4. Aronne LJ, et al. Continued Treatment With Tirzepatide for Maintenance of Weight Reduction in Adults With Obesity: The SURMOUNT-4 Randomized Clinical Trial. JAMA 2024;331:38-48.
5. Jastreboff AM, et al. Triple-Hormone-Receptor Agonist Retatrutide for Obesity - A Phase 2 Trial. N Engl J Med 2023;389:514-526.
6. Frias JP, et al. Efficacy and safety of co-administered once-weekly cagrilintide 2.4 mg with once-weekly semaglutide 2.4 mg in type 2 diabetes: a multicentre, randomised, double-blind, active-controlled, phase 2 trial. Lancet 2023;402:720-730.
7. Mok J, et al. Safety and Efficacy of Liraglutide, 3.0 mg, Once Daily vs Placebo in Patients With Poor Weight Loss Following Metabolic Surgery: The BARI-OPTIMISE Randomized Clinical Trial. JAMA Surg 2023;158:1003-1011.
8. Lincoff AM, et al. Semaglutide and Cardiovascular Outcomes in Obesity without Diabetes. N Engl J Med 2023;389:2221-2232.
9. Kosiborod MN, et al. Semaglutide in Patients with Heart Failure with Preserved Ejection Fraction and Obesity. N Engl J Med 2023;389:1069-1084.
10. Knop FK, et al. Oral semaglutide 50 mg taken once per day in adults with overweight or obesity (OASIS 1): a randomised, double-blind, placebo-controlled, phase 3 trial. Lancet 2023;402:705-719.
11. Aroda VR, et al. Efficacy and safety of once-daily oral semaglutide 25 mg and 50 mg compared with 14 mg in adults with type 2 diabetes (PIONEER PLUS): a multicentre, randomised, phase 3b trial. Lancet 2023;402:693-704.
12. Saxena AR, et al. Efficacy and Safety of Oral Small Molecule Glucagon-Like Peptide 1 Receptor Agonist

27. 似非エビデンスにご用心

Danuglipron for Glycemic Control Among Patients With Type 2 Diabetes: A Randomized Clinical Trial. JAMA Netw Open 2023;6:e2314493.

13. Wharton S, et al. Daily Oral GLP-1 Receptor Agonist Orforglipron for Adults with Obesity. N Engl J Med 2023;389:877 888.

14. Frias JP, et al. Efficacy and safety of oral orforglipron in patients with type 2 diabetes: a multicentre, randomised, dose-response, phase 2 study. Lancet 2023;402:472-483.

15. https://www.novonordisk.com/content/nncorp/global/en/news-and-media/news-and-ir-materials/news-details. html?id=166327（2023年12月30日アクセス）.

各論 エビデンスを斬る！

糖尿病診療を正しく導くエビデンスの批判的吟味とその活かし方

① 糖尿病治療 ｜ (2) 血糖管理／糖尿病治療薬／GLP-1 受容体作動薬

表1 インクレチン関連薬のエビデンス

製剤	研究名または筆頭著者名	研究デザイン	対象者	追跡期間	ベースライン平均体重	平均体重変化（95% CI または SE/SD）	2群間体重変化差（95% CI）	
GIP/GLP-1 受容体作動薬（注射）	SURMOUNT-1[1]	RCT（盲検）	糖尿病のない肥満（2,539例）	72週	104.8kg	tirzepatide 5mg/週 -15.0% (-15.9 to -14.2) tirzepatide 10mg/週 -19.5% (-20.4 to -18.5) tirzepatide 15mg/週 -20.9% (-21.8 to -19.9)	placebo -3.1% (-4.3 to -1.9)	各群とも placebo と比較し p < 0.001	
	SURMOUNT-2[2]	RCT（盲検）	肥満2型糖尿病（938例）	72週	100.7kg	tirzepatide 10mg/週 -12.8% (SD 0.6) tirzepatide 15mg/週 -14.7% (SD 0.5)	placebo -3.2% (SD 0.5)	tirzepatide 10mg/週 -9.6% (-11.1 to -8.1) tirzepatide 15mg/週 -11.6% (-13.0 to -10.1) 各群とも placebo と比較し p < 0.0001	
	SURMOUNT-3[3]	RCT（盲検）	糖尿病のない肥満（579例）	72週	109.5kg	tirzepatide -18.4 [21.1]%	placebo +2.5 [3.3]%	-20.8 [24.5]%	
	SURMOUNT-4[4]	RCT（盲検）	糖尿病のない肥満（670例）	52週	107.3kg	tirzepatide -5.5 [6.7]%	placebo +14.0 [14.8]%	-19.4 [21.4]%	
グルカゴン/GIP/GLP-1 受容体作動薬（注射）	Jastreboff AM[5]	RCT（盲検）	肥満（338例）	24週	107.7kg	retatrutide 1 to 12mg（4段階）/週 -7.2 to -17.5% （用量反応性あり）	placebo -1.6%	各群とも placebo と比較し p < 005	
アミリンアナログ/GLP-1 受容体作動薬（注射）	Frias JP[6]	RCT（盲検）	肥満2型糖尿病（92例）	32週	105.7kg	CagriSema* -15.6% semaglutide 2.4mg/週 -5.1% cagrilintide 2.4mg/週 -8.1%		2次エンドポイントにつき，略	
GLP-1 受容体作動薬（注射）	BARI-OPYIMISE[7]	RCT（盲検）	減量術** 1年後の体重減少率が20%以下（70例）	24週	119.8kg	liraglutide 3.0mg/日 -8.82% (SD 4.94)	plcebo -0.54% (SD 3.32)	-8.03% (-10.39 to -5.66) p < 0.001	
	SELECT[8]	RCT（盲検）	糖尿病のない肥満心血管疾患既往（17,604例）	5年					
	STEP-HFpEF[9]	RCT（盲検）	糖尿病のない肥満 HFpEF（529例）	52週	105.1kg	semaglutide 2.4mg/週 -13.3%	placebo -2.6%	-10.7% (-11.9 to -9.4) p < 0.001	
GLP-1 受容体作動薬（経口）	OASIS1[10]	RCT（盲検）	糖尿病のない肥満（667例）	68週	105.4kg	経口 semaglutide 50mg/日 -15.1% (SE 0.5)	placebo -2.4% (SE 0.5)	-12.7% (-14.2 to -11.3) p < 0.0001	
	PIONEER PLUS[11]	RCT（盲検）	肥満2型糖尿病（1,606例）	52週	96.4kg	経口 semaglutide 14mg/日 -4.7% (SD 5.4) 経口 semaglutide 25mg/日 -7.3% (SD 6.6) 経口 semaglutide 50mg/日 -8.5% (SD 7.3)		2次エンドポイントにつき，略	
	Saxena AR[12]	RCT（盲検）	2型糖尿病（411例）	16週	91.3kg	経口 danuglipron 2.5 to 120mg（5段階）1日2回 0.02 to -4.60kg（用量反応性あり）	placebo -0.43kg	2次エンドポイントにつき，略	
	GZGI[13]	RCT（盲検）	糖尿病のない肥満（272例）	26週	108.7kg	経口 orforglipron 12 to 45mg（4段階）1日1回 -8.6 to -12.6%（用量反応性あり）	placebo -2.0%	-6.6 to -10.6%	
	Frias JP[14]	RCT（盲検）	2型糖尿病（383例）	26週	BMI 35.2	経口 orforglipron 3 to 45mg（5段階）1日1回 -3.7 to -10.1kg（用量反応性あり）	placebo -2.2%	2次エンドポイントにつき，略	

27. 似非エビデンスにご用心

ベースライン平均 HbA1c	HbA1c 平均変化値		2群間 HbA1c 変化差 (95% CI)	MACE, 心不全	注意点
					第Ⅲ相試験
8.0%	各群とも-2.1%	placebo -0.5%	2次エンドポイントにつき, 略		第Ⅲ相試験
					[ ] 内の数値は, 論文化される前のニュースリリース段階のデータ
					[ ] 内の数値は, 論文化される前のニュースリリース段階のデータ
					第Ⅱ相試験
8.4%	CagriSema** -2.2% (SE 0.15) semaglutide 2.4mg/週 -1.8% (SE 0.16) cagrilintide 2.4mg/週 -0.9% (SE 0.15)		CagriSema vs. cagrilintide -1.3% (-1.7 to -0.8), p < 0.0001 CagriSema vs. semaglutide -0.4% (-0.8 to 0.0), p = 0.075		第Ⅱ相試験 *cagrilintide 2.4mg と semaglutide 2.4mg の配合剤 (ウィークリータイプ)
					**Roux-en-Y gastric bypass or sleeve gastrectomy
				semaglutide 2.4mg/週は placebo と比較して リスクを20%低下 (絶対リスク低下 1.5%)	総死亡リスクは不明 「大規模スタディ≒小規模効果」であることに注意
				KCCQ-CSS 変化 semaglutide 2.4mg/週 16.6ポイント placebo 8.7ポイント 2群間差 7.8ポイント (95% CI 4.8 to 10.9), p < 0.001	KCCQ-CSS は高ポイントほど症状が軽く身体活動制限が少ないことを意味する
					第Ⅲ相試験
9.0%	経口 semaglutide 14mg/日 -1.5% (SE 0.05) 経口 semaglutide 25mg/日 -1.8% (SE 0.06) 経口 semaglutide 50mg/日 -2.0% (SE 0.06)		25mg/日 vs. 14mg/日: -0.27% (-0.42 to -0.12), p = 0.0006 50mg/日 vs. 14mg/日: -0.53% (-0.68 to -0.38), p < 0.0001		第Ⅲ相試験
8.07%	経口 danuglipron 2.5 to 120mg (5段階) 1日2回 -0.49 to -1.18% (用量反応性あり)	placebo -0.02%	-0.47 to -1.16%, 各群とも placebo と比較して有意差あり		第Ⅰ相試験：副作用のため開発中止 (2023年12月) 食事・飲水と関係なく1日2回服用
					第Ⅰ相試験 食事・飲水と関係なく1日1回朝に服用
8.1%	経口 orforglipron 3 to 45mg (5段階) 1日1回 -1.2 to -2.1% (用量反応性あり)	placebo -0.43%	placebo と比較して -0.77 to -1.67%		第Ⅱ相試験 食事・飲水と関係なく1日1回朝に服用 デュラグルチド 1.5mg/週の HbA1c, 体重の変化はそれぞれ -1.1%, -3.9kg

187

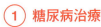

28. 過ぎたるは猶及ばざるが如し

　一般に，入院中の血糖コントロール目標値は140-180mg/dLが推奨されています．それ以上厳格にコントロールすると生命予後が悪化することが示されていますが，脳梗塞急性期に関するエビデンスは稀少です．果たして，血糖コントロールは厳格なほうが脳梗塞の予後も良好になるのでしょうか．最適な血糖コントロール値について検証してみましょう．

エビデンス

Intensive vs Standard Treatment of Hyperglycemia and Functional Outcome in Patients With Acute Ischemic Stroke. The SHINE Randomized Clinical Trial[1]

エビデンス吟味

Step1 クリニカルクエスチョンの定式化

- **P（患者）**：脳梗塞発症12時間以内に高血糖を認めた米国人（糖尿病患者の場合は血糖値＞110mg/dL，糖尿病がない場合は≧150mg/dL）

  総数　1,151例（女性46％）

  平均年齢　66歳

  2型糖尿病患者　80％

  血糖値（中央値）　188mg/dL

  高血圧患者　88％

  NIHSSスコア*　3-22（中央値7）

  *National Institutes of Health Stroke Scale：0-42のスコアで，高値ほど神経障害が高い

- **I（介入）**：インスリン持続静注および皮下注射（毎食時）により血糖値80-130mg/dLを目標（最大72時間）
- **C（比較対照）**：生理食塩水持続静注およびインスリン皮下注射（6時間ごと）

28. 過ぎたるは猶及ばざるが如し

表1 修正 Rankin Scale スコア

脳卒中の重症度指標で，0（無症状または完全回復）-6（死亡）のスコア．
「改善」の定義はベースラインの重症度によって異なることに注意．

ベースラインの NIHSS スコア	90日後の修正 Rankin Scale スコア
3－7	0
8－14	0－1
15－22	0－2

により血糖値80-179mg/dL を目標（最大72時間）
・**O（アウトカム）**：90日後の修正 Rankin Scale スコアの改善者率（**表1**）

Step2 | 妥当性のチェック

・デザイン：RCT
・盲検化：患者とアウトカム判定者は盲検化．介入者は非盲検化
・追跡期間：90日，完遂率：強化療法群75％／標準療法群90％，追跡率：97％
・解析：ITT 解析
・検定多重性制御：二次エンドポイント（略）については検定多重性に対する制
　御なし
・COI：特記事項なし

Step3 | 信頼性のチェック

・代用エンドポイント
　介入期間中の平均血糖値は，強化群で118mg/dL，標準群で179mg/dL であっ
　た．
・一次エンドポイント（**表2**）
　スコア改善者率は強化群で20.5％，標準群で21.6％であり，統計学的有意差
　を認めなかった．
・二次エンドポイント（仮説**探究**目的[1]）
　一次エンドポイントに統計学低有意差を認めなかったことや多重検定性制御
　が行われていなかったことから仮説探究の位置づけ[1]であるため略．

189

各論 ① 糖尿病治療 (2) 血糖管理／糖尿病治療薬／インスリン

表2 主な結果

	強化療法群 581例	標準療法群 570例	調整ハザード比 (95% CI)	P値
一次エンドポイント				
90日後の修正 Rankin Scale スコアの改善	119 (20.5%)	123 (21.6%)	0.97 (0.87－1.08)	0.55
有害事象				
重症低血糖	15 (2.6%)	0		＜0.001
死亡	54 (9.3%)	65 (11.4%)		0.24

(Johnston KC, et al. Intensive vs Standard Treatment of Hyperglycemia and Functional Outcome in Patients With Acute Ischemic Stroke: The SHINE Randomized Clinical Trial. JAMA 2019;322:326-335[1] より作成)

・有害事象（**表2**）

重症低血糖（血糖値＜40mg/dL）は強化群でのみ発生した．低血糖に伴う神経学的増悪は生じなかった．

Step4 | 臨床的意義の評価

診療ガイドラインが推奨する血糖値よりも厳格にコントロールしても90日後の予後・症状へのベネフィットの増加はなく，重症低血糖リスクが増加した．

エビデンス解体

総評

急性脳梗塞患者の約40％に高血糖が認められ，高血糖は予後不良因子とされています．その機序として，高血糖により虚血性傷害増強（酸化ストレス・炎症の増大による）・梗塞巣拡大・梗塞後出血のリスクが高まることが想定されています．診療ガイドライン[2,3]では，急性期の血糖コントロール目標値として140-180mg/dL が推奨されていますが，「さらなる厳格なコントロールにより予後が改善する」という挑戦的な仮説に基づいて本研究が実施されました．

では，このエビデンスの質と臨床的汎用性を検証しましょう．

妥当性の鑑定

内的妥当性

　研究デザイン上，介入者は盲検化されていませんでしたので情報バイアスが入り込む余地がありますが，盲検化された第三者がアウトカムを判定することでバイアスが最小限に抑えられている印象です．ただし，アウトカム（スコア改善）の定義には恣意性がないとはいえないでしょう（表2）．この点で少し割り引いて評価する必要があります．

外的妥当性

　63％の対象者がtPA療法を受けていました．また，ベースラインのNIHSSスコアは3-22に限定されていました．重症度の点で選択バイアスがあると思われますので，本研究結果の汎用性は限定的であるかもしれません．原文をよく読んで適切な対象者を選ぶことが必要でしょう．

論より証拠（エビデンス）

　理論・病態生理学には限界があるからこそ，EBMが誕生しました．誠意による治療も，今回は有害事象が増えたように「情けが仇となる」リスクがあります．現時点でのbest available evidenceに基づくと，入院中の血糖コントロール目標値はやはり140-180mg/dLが至適といえるでしょう．

※参考文献
1. Johnston KC, et al. Intensive vs Standard Treatment of Hyperglycemia and Functional Outcome in Patients With Acute Ischemic Stroke: The SHINE Randomized Clinical Trial. JAMA 2019;322:326-335.
2. 日本糖尿病学会．糖尿病診療ガイドライン2024：南江堂：2024.
3. American Diabetes Association. Standards of Medical Care in Diabetes-2024 ★毎年1月に改訂．Diabetes Care 2024;47:S1-S321.

① 糖尿病治療 | (2) 血糖管理／糖尿病治療薬／インスリン

29. バーチャル総対決!?

　低血糖リスクが小さく，かつ長時間にわたって効果が持続するインスリン（持効型インスリン）として，日本では現在グラルギン（商品名ランタス）およびそのバイオシミラー剤，グラルギン U-300（同ランタス XR），デテミル（同レベミル），デグルデク（同トレシーバ）が処方可能です．各社が他剤との優劣比較宣伝にしのぎを削っていますが，3剤以上の同時比較臨床研究は容易ではありません．そこで役立つのがネットワークメタアナリシスで，この手法によって直接・間接的に全ての薬剤を一度に比較できるようになります．いわば，バーチャル・リーグ戦（総当たり戦）です（各論1-2-3参照）．

エビデンス

Comparative Benefits and Harms of Basal Insulin Analogues for Type 2 Diabetes: A Systematic Review and Network Meta-analysis[1]

エビデンス吟味

Step1　クリニカルクエスチョンの定式化

・**P（患者）：2型糖尿病患者**

　年齢　58歳[*]

　罹病期間　10.6年[*]

　HbA1c　8.4%[*]

　体重　87.4kg[*]

・**I（治療）**：持効型インスリン10種各製剤

・**C（比較対照）**：他製剤

・**O（アウトカム）**：

　一次エンドポイント

　　HbA1c 変化

二次エンドポイント

　　HbA1c＜7.0％達成率，体重変化，低血糖リスク

＊各研究の平均値の中央値

Step2　妥当性のチェック

・デザイン：39件のRCT（総患者数26,195例）のシステマティックレビューおよびネットワークメタアナリシス
・盲検化：過半数の研究は非盲検
・追跡期間：24週（中央値）
・総じて，対象研究の多くはバイアスリスクが高く質は低かった．研究間の異質性は低かった．

Step3　信頼性のチェック

日本で処方可能な製剤に限定．ランタスのバイオシミラー製剤は，ランタスと各エンドポイントで有意差がなかったため略．CIも記載略．

・一次エンドポイント

レベミルは，ランタスやランタスXRよりも有意に劣っていた．他の比較には有意差を認めなかった（**表1**）．

・二次エンドポイント

HbA1c＜7.0％達成率

ランタスはレベミルよりも達成率が有意に高かった（**表2**）．

体重変化

レベミルは他剤と比較して体重増加が有意に少なかった．ランタスXRはランタスやトレシーバよりも体重増加が有意に少なかった（**表3**）．

低血糖リスク

研究ごとに「低血糖」の定義は統一されていなかったが「夜間低血糖」と「重症低血糖」の定義はほぼ一貫していた．

低血糖全般のリスクはトレシーバのほうがランタスよりも有意に低かった（オッズ比0.64）．夜間低血糖リスクは，トレシーバとランタスXRが他2剤よ

り有意に低かった．重症低血糖リスクはいずれの製剤間でも有意差を認めなかった（表4）．

表1　一次エンドポイント「対戦」成績

HbA1c 変化	「対戦相手」			
	ランタス	レベミル	トレシーバ	ランタス XR
ランタス	−	○ −0.15%	△	△
レベミル	● +0.15%	−	△	● +0.20%
トレシーバ	△	△	−	△
ランタス XR	△	○ −0.20%	△	−

○有意に優性　△有意差なし　●有意に劣性
(Madenidou AV, et al. Comparative Benefits and Harms of Basal Insulin Analogues for Type 2 Diabetes: A Systematic Review and Network Meta-analysis. Ann Intern Med 2018;169:165-174[1]より作成)

表2　2次エンドポイント「対戦」成績

HbA1c ＜7.0% 達成率	「対戦相手」			
	ランタス	レベミル	トレシーバ	ランタス XR
ランタス	−	○ 1.28倍	△	△
レベミル	● 0.78倍	−	△	△
トレシーバ	△	△	−	△
ランタス XR	△	△	△	−

○有意に優性　△有意差なし　●有意に劣性
(Madenidou AV, et al. Comparative Benefits and Harms of Basal Insulin Analogues for Type 2 Diabetes: A Systematic Review and Network Meta-analysis. Ann Intern Med 2018;169:165-174[1]より作成)

表3　体重変化「対戦」成績

体重変化	「対戦相手」			
	ランタス	レベミル	トレシーバ	ランタス XR
ランタス	−	● +1.38kg	△	● +0.70kg
レベミル	○ −1.38kg	−	○ −1.43kg	○ −0.68kg
トレシーバ	△	● +1.43kg	−	● +0.75kg
ランタス XR	○ −0.70kg	● +0.68kg	○ −0.75kg	−

○有意に優性　△有意差なし　●有意に劣性
(Madenidou AV, et al. Comparative Benefits and Harms of Basal Insulin Analogues for Type 2 Diabetes: A Systematic Review and Network Meta-analysis. Ann Intern Med 2018;169:165-174[1]より作成)

29. バーチャル総対決 !?

表4 低血糖リスク「対戦」成績

夜間低血糖リスク	「対戦相手」			
	ランタス	レベミル	トレシーバ	ランタス XR
ランタス	−	△	● 1.42倍	● 1.34倍
レベミル	△	−	● 1.50倍	● 1.39倍
トレシーバ	○ 0.70倍	○ 0.67倍	−	△
ランタス XR	○ 0.75倍	○ 0.72倍	△	−

○有意に優性　△有意差なし　●有意に劣性
(Madenidou AV, et al. Comparative Benefits and Harms of Basal Insulin Analogues for Type 2 Diabetes: A Systematic Review and Network Meta-analysis. Ann Intern Med 2018;169:165-174[1] より作成)

Step4 ｜ 臨床的意義の評価

　血糖コントロールの差は臨床的に僅かである．低血糖・体重増加のリスクを勘案して製剤を選択するとよいかもしれない．

エビデンス解体

総評

　血糖コントロール（一次エンドポイント）については，24時間以上効果が持続する持効型インスリン（トレシーバ，ランタスXR）と，持続24時間以下の2剤（ランタス，レベミル）は臨床的にほぼ同程度でした．オマケの二次エンドポイントでは，体重増加や低血糖のリスクの点で製剤ごとに優劣がある可能性が示されたため，薬剤を選択する際にはそれらのリスクを勘案してもよいでしょう．さらに，受診中断を回避するために薬価を考慮することも重要です[2]．

ピットフォール

　この論文を解釈する際の注意点は，対象研究の質が概ね低いことと，間接的比較結果が多いことです．そのため，確固たる結論を導くのは困難です．システマティックレビューやメタアナリシスを読破するには，個々の対象研究も吟味する必要があります．さらに，追跡期間が短い研究が主体であるため，長期的効用・安全性についての比較検討はできません．ただし，研究数は限られて

いますが，一時期有害事象が懸念されたランタスは，心血管安全性（より適確な表現にすれば，心血管イベント**抑制効果なし**）や発がん性についての安全性が示されています[3,4].

結語

　現時点では持効型インスリン製剤間の明らかな臨床的効果の差異は**実証されていません．統計学的に有意差を認めたとしても臨床的意義は必ずしも大きくない**ことを肝に銘じましょう．

※参考文献
1. Madenidou AV, et al. Comparative Benefits and Harms of Basal Insulin Analogues for Type 2 Diabetes: A Systematic Review and Network Meta-analysis. Ann Intern Med 2018;169:165-174.
2. 「糖尿病受診中断対策包括ガイド」作成ワーキンググループ．糖尿病受診中断対策マニュアル．2014.
3. Investigators OT, et al. Basal insulin and cardiovascular and other outcomes in dysglycemia. N Engl J Med 2012;367:319-328.
4. Investigators OT. Cardiovascular and Other Outcomes Postintervention With Insulin Glargine and Omega-3 Fatty Acids（ORIGINALE）. Diabetes Care 2016;39:709-716.

| ① **糖尿病治療** | (2) 血糖管理／糖尿病治療薬／インスリン |

30. 雨後の筍

　2023年以降，糖尿病・肥満新治療薬のエビデンスが堰を切ったように次々と論文発表されており，枚挙にいとまがないほどです．インスリン製剤に関しては，ウィークリータイプが開発されました．利便性に長けていますが，果たしてその効果と安全性はいかなるものでしょうか？

エビデンス（研究名または筆頭著者名）

- インスリン icodec

  ONWARDS1[1]

  ONWARDS2[2]

  ONWARDS3[3]

  ONWARDS4[4]

  ONWARDS5[5]

  ONWARDS6[6]

- BIF（基礎インスリン［efsitora alfa］Fc）

  Kazda CM[7]

  Bue-Valleskey JM[8]

エビデンス吟味

　［Step1］〜［Step4］を**表1**にまとめました．また，ONWARDS1〜5のメタアナリシス結果を**図1**に提示します．

　インスリンicodecはデイリータイプの基礎インスリンと比較して僅差ではあるが統計学的に有意にHbA1c低下度が高かった．

各論 **エビデンスを斬る！**

① 糖尿病治療 ｜ (2) 血糖管理／糖尿病治療薬／インスリン

糖尿病診療を正しく導くエビデンスの批判的吟味とその活かし方

表1 ウィークリータイプインスリンのエビデンス

インスリン	研究名または筆頭著者名	研究デザイン	対象者	追跡期間	ベースライン平均HbA1c	HbA1c平均変化値		2群間変化差 (95% CI)	注意点
icodec	ONWARDS1[1]	RCT (非盲検)	インスリン治療歴のない2型糖尿病 (984例)	52週	8.5%	icodec -1.55%	glargine -1.35%	-0.19% (-0.36 to -0.03)	第III相試験 非劣勢性（マージン0.3%）かつ優性 重症低血糖群間差なし 非盲検のため情報バイアス大
	ONWARDS2[2]	RCT (非盲検)	基礎インスリン療法中の2型糖尿病 (526例)	26週	8.1%	icodec -0.97%	degludec -0.68%	-0.22% (-0.37 to -0.08)	第III相試験 非劣勢性（マージン0.3%）かつ優性 重症低血糖群間差なし 非盲検のため情報バイアス大
	ONWARDS3[3]	RCT (盲検)	インスリン治療歴のない2型糖尿病 (588例)	26週	8.6%	icodec -1.6%	degludec -1.3%	-0.2% (-0.3 to -0.1)	第III相試験 非劣勢性（マージン0.3%）かつ優性 重症低血糖は icodec 群の方が有意にレートが高かった
	ONWARDS4[4]	RCT (盲検)	強化インスリン治療中の2型糖尿病 (582例)	26週	8.3%	icodec -1.16%	glargine -1.18%	0.02% (-0.11 to 0.15)	第III相試験 非劣勢性（マージン0.3%） 重症低血糖群間差なし
	ONWARDS5[5]	RCT (非盲検)	インスリン治療歴のない2型糖尿病 (1,085例)	52週	8.9%	icodec -1.68%	degludec, glargine, glargine U300 -1.31%	-0.38% (-0.66 to -0.09)	第III相試験 非劣勢性（マージン0.3%）かつ優性 重症低血糖群間差なし
	ONWARDS6[6]	RCT (非盲検)	1型糖尿病 (582例)	26週	7.6%	icodec -0.47%	degludec -0.51%	0.05% (-0.13 to 0.23)	第III相試験 非劣勢性（マージン0.3%） 重症低血糖は icodec 群のほうが有意にレートが高かった
BIF*	Kazda CM[7]	RCT (非盲検)	1型糖尿病 (266例)	26週	7.5%	BIF 0.04%	degludec -0.13%	0.17% (0.01 to 0.32)	第II相試験 非劣勢性（マージン0.4%） 重症低血糖群間差なし 非盲検のため情報バイアス大
	Bue-Valleskey JM[8]	RCT (非盲検)	経口薬で治療中の2型糖尿病 (278例)	26週	8.0%	BIF -1.20%	degludec -1.26%	0.06% (-0.11 to 0.24)	第II相試験 非劣勢性（マージン0.4%） 重症低血糖群間差なし 非盲検のため情報バイアス大

基礎インスリン BIF：基礎インスリン (efsitora alfa) Fc

30. 雨後の筍

図1　ONWARDS1〜5のメタアナリシス

研究	平均差	SE	重み付け	平均差 ランダムモデル 95% CI	平均差 ランダムモデル 95% CI
ONWARDS1 2023	−0.19	0.086	19.0%	−0.19 [−0.36, −0.02]	
ONWARDS2 2023	−0.22	0.076	20.9%	−0.22 [−0.37, −0.07]	
ONWARDS3 2023	−0.2	0.051	26.2%	−0.20 [−0.30, −0.10]	
ONWARDS4 2023	0.02	0.066	23.0%	0.02 [−0.11, 0.15]	
ONWARDS5 2023	−0.38	0.142	11.0%	−0.38 [−0.66, −0.10]	
総合結果 (95% CI)			100.0%	−0.17 [−0.28, −0.06]	

異質性：Tau^2=0.01; Chi^2=11.20, df=4 (P=0.02); i^2=64%
全般的効果の検定：Z=2.98 (P=0.003)

（Shetty S, Suvarna R. Efficacy and safety of once-weekly insulin icodec in type 2 diabetes: A meta-analysis of ONWARDS phase 3 randomized controlled trials. Diabetes Obes Metab 2024;26:1069-1081[9]より作成）

エビデンス解体　（表1. 注意点も参照）

総評

　ウィークリータイプの持効型インスリンは，現時点でicodecと〔basal insulin Fc（BFC，商品名 efsitora alfa）〕の2剤が開発されています．用量の微調整は容易ではありませんが週1回の投与で済むことから，利便性の点で優れています．家族や訪問看護などによる支援が必要な患者さんには，実用性が高いでしょう．ウィークリータイプのインクレチン関連注射薬との配合剤も，期待できそうです．

　懸念される低血糖遷延については，いずれの介入研究においてもグラルギンやデグルデクと有意な差はありませんでした．ただし厳格な管理下での結果であり，リアルワールドでの影響については未確認です．また，長期的な効果や安全性も未確立です．

妥当性の鑑定

内的妥当性

　非劣性マージン設定値は適度の印象ですが，大半は非盲検でしたので情報バイアスの分，レベルが低下するでしょう．また，icodecのメタアナリシス結果

は統計学的有意差を認めたというものの臨床的には微々たる差[9]なので過大評価は禁物です（図1）.

外的妥当性

血糖コントロールが非常に良好な場合や不良な場合の効果・安全性が未知数です.

結語

実用化された際には，薬価（未定）も服薬アドヒアランスに影響しますので[10]，薬価も軽視することはできません.

今後，1型糖尿病での効果と安全性の実証の充実化も待ち望まれます.

※参考文献

1. Rosenstock J, et al. Weekly Icodec versus Daily Glargine U100 in Type 2 Diabetes without Previous Insulin. N Engl J Med 2023;389:297-308.
2. Philis-Tsimikas A, et al. Switching to once-weekly insulin icodec versus once-daily insulin degludec in individuals with basal insulin-treated type 2 diabetes（ONWARDS 2）: a phase 3a, randomised, open label, multicentre, treat-to-target trial. Lancet Diabetes Endocrinol 2023;11:414-425.
3. Lingvay I, et al. Once-Weekly Insulin Icodec vs Once-Daily Insulin Degludec in Adults With Insulin-Naive Type 2 Diabetes: The ONWARDS 3 Randomized Clinical Trial. JAMA 2023;330:228-237.
4. Mathieu C, et al. Switching to once-weekly insulin icodec versus once-daily insulin glargine U100 in individuals with basal-bolus insulin-treated type 2 diabetes（ONWARDS 4）: a phase 3a, randomised, open-label, multicentre, treat-to-target, non-inferiority trial. Lancet 2023;401:1929-1940.
5. Bajaj HS, et al. Once-Weekly Insulin Icodec With Dosing Guide App Versus Once-Daily Basal Insulin Analogues in Insulin-Naive Type 2 Diabetes（ONWARDS 5）: A Randomized Trial. Ann Intern Med 2023;176:1476-1485.
6. Russell-Jones D, et al. Once-weekly insulin icodec versus once-daily insulin degludec as part of a basal-bolus regimen in individuals with type 1 diabetes（ONWARDS 6）: a phase 3a, randomised, open-label, treat-to-target trial. Lancet 2023;402:1636-1647.
7. Kazda CM, et al. Novel Once-Weekly Basal Insulin Fc Achieved Similar Glycemic Control With a Safety Profile Comparable to Insulin Degludec in Patients With Type 1 Diabetes. Diabetes Care 2023;46:1052-1059.
8. Bue-Valleskey JM, et al. Once-Weekly Basal Insulin Fc Demonstrated Similar Glycemic Control to Once-Daily Insulin Degludec in Insulin-Naive Patients With Type 2 Diabetes: A Phase 2 Randomized Control Trial. Diabetes Care 2023;46:1060-1067.
9. Shetty S, Suvarna R. Efficacy and safety of once-weekly insulin icodec in type 2 diabetes: A meta-analysis of ONWARDS phase 3 randomized controlled trials. Diabetes Obes Metab 2024;26:1069-1081.
10. 「糖尿病受診中断対策包括ガイド」作成ワーキンググループ. 糖尿病受診中断対策マニュアル. 2014.

① 糖尿病治療 | **(3) 血圧管理**

1. 自動血圧計のワナ

　今回は，診療室でも家庭でも普及している自動血圧計について考えます．従来の聴診法による測定では，上腕周に応じたカフを使用することが教科書でも診療ガイドライン[1]でも推奨されていますが，自動血圧計についてはこの注意点が付記されていません[1]（**表1**）．自動血圧計はオールマイティーなのでしょうか．そもそも，自動血圧計の測定メカニズムはどうなっているのでしょうか．

　カフサイズの違いによる自動血圧計測定値への影響を解析した，斬新なエビデンスを検証しましょう．

エビデンス

Effects of Cuff Size on the Accuracy of Blood Pressure Readings The Cuff (SZ) Randomized Crossover Trial[2]

エビデンス吟味

| **Step1** | **クリニカルクエスチョンの定式化**

・**P（患者）**：米国の成人市民と高血圧患者

　総数　195例（女性66％）

　平均年齢　54歳

　平均BMI　28.8

　高血圧患者　100例（51％）

　適正カフサイズ：S 35例，R 54例，L 66例，XL 40例*

・**I（条件）**：Rサイズのカフ（上腕用）を使用して自動血圧計で血圧を測定

・**C（比較対照）**：他サイズのカフを使用して血圧を測定

・**O（アウトカム）**：測定値差

*S：20-25cm，R：25.1-32cm，L：32.1-40cm，XL：40.1-55cm

各論　① 糖尿病治療　(3) 血圧管理

表1　診察室血圧測定法の指針

「1. 装置」欄には自動血圧計に関するカフサイズの記載がありません.

1. 装置	a. 電子圧力柱（擬似水銀）血圧計またはアネロイド血圧計を用いた聴診法による測定，および上腕式の自動血圧計による測定が用いられる. b. 聴診法では，カフ内ゴム嚢の幅13cm，長さ22～24cmのカフを用いる．上腕周27cm未満では小児用カフ，太い腕（腕周34cm以上）で成人用大型カフを使用する.
2. 測定時の条件	a. 静かで適当な室温の環境. b. 背もたれつきの椅子に脚を組まずに座って数分の安静後. c. 会話をかわさない. d. 測定前に喫煙，飲酒，カフェインの摂取を行わない.
3. 測定法	a. 前腕を支え台などに置き，カフ下端を肘窩より2～3cm上に巻き，カフ中央を心臓の高さ（胸骨中央あるいは第4肋間）に維持する. b. 聴診法では橈骨動脈あるいは上腕動脈を触診しながら急速にカフを加圧し，脈拍が消失する血圧値より30mmHg以上高くして聴診器をあてる. c. カフ排気速度は2～3mmHg/拍あるいは秒. d. 聴診法ではコロトコフ第I相の開始を収縮期血圧，第V相の開始を拡張期血圧とする.
4. 測定回数	1～2分の間隔をあけて少なくとも2回測定．この2回の測定値が大きく異なっている場合には，追加測定を行う.
5. 判定	a. 安定した値を示した2回の平均値を血圧値とする. b. 高血圧の診断は少なくとも2回以上の異なる機会における血圧値に基づいて行う.
6. その他の注意	a. 初診時には，上腕の血圧左右差を確認．以後は，測定側（右または左）を記載. b. 厚手のシャツ，上着の上からカフを巻いてはいけない．厚地のシャツをたくし上げて上腕を圧迫してはいけない. c. 糖尿病，高齢者など起立性低血圧の認められる病態では，立位1分および3分の血圧測定を行い，起立性低血圧の有無を確認. d. 聴診法では，聴診者は十分な聴力を有する者で，かつ測定のための十分な指導を受けた者でなくてはならない. e. 脈拍数も必ず測定し記録.

（日本高血圧学会．高血圧治療ガイドライン2019：ライフサイエンス出版；2019[1]より作成）

Step2　妥当性のチェック

・デザイン：ランダム化クロスオーバー試験（適正サイズ以外のカフをランダム順で使用し，4セット目は適正カフを使用）

・盲検化：なし

・完遂率：99.5%

・検定多重性制御：記載なし

・COI：筆頭著者は製薬企業や医療機器企業から本研究外で謝礼金を受けている.

1. 自動血圧計のワナ

| Step3 | 信頼性のチェック（表2） |

・一次エンドポイント

　Sサイズ者がRサイズのカフを使用すると，計測値は適正値より低値となった（統計学的有意差あり）．

　Lサイズ者とXLサイズ者がRサイズのカフを使用すると，計測値は適正値より高値となった（統計学的有意差あり）．

・二次エンドポイント

　上記傾向は血圧値や肥満有無とは独立していることが示唆された．

| Step4 | 臨床的意義の評価 |

　自動血圧計でもカフサイズが適正でないと測定値は不正確であり，その傾向は聴診法測定[3]と合致している．

エビデンス解体

総評

　聴診法血圧測定と自動血圧計の仕組みの違いをご存じですか．前者はコロト

表2　カフサイズごとの測定値

カフサイズ	平均血圧 (SD) mmHg		測定値差 (95% CI) mmHg	P 値
	適正カフ使用	Rカフ使用		
収縮期圧				
S	119.6 (23.5)	116.0 (23.4)	−3.6 (−5.6 to −1.7)	< 0.001
R	120.9 (21.4)	120.9 (21.4)	0 [Reference]	−
L	122.7 (14.7)	127.5 (14.9)	4.8 (3.0 to 6.6)	< 0.001
XL	124.5 (21.8)	144.0 (22.4)	19.5 (16.1 to 22.9)	< 0.001
拡張期圧				
S	71.5 (10.4)	70.2 (10.5)	−1.3 (−2.4 to −0.2)	0.02
R	72.8 (11.5)	72.8 (11.5)	0 [Reference]	−
L	75.7 (7.0)	77.6 (7.7)	1.8 (1.1 to 2.6)	< 0.001
XL	79.3 (12.2)	86.7 (14.2)	7.4 (5.7 to 9.1)	< 0.001

(Ishigami J, et al. Effects of Cuff Size on the Accuracy of Blood Pressure Readings: The Cuff (SZ) Randomized Crossover Trial. JAMA Intern Med 2023;183:1061-1068[3]より作成)

コフ音に基づいて電子圧力血圧計やアネロイド血圧計を用いて計測しますが，後者は音ではなく**オシロメトリック法で脈波を基に血圧を測定**するものが主流になっています．このため近年の自動血圧計には，カフの中に聴診器代わりのマイクは入っていません．

自動血圧計は聴診法と異なり，測定者による誤差やバイアスの低減にも役立ちます．実際，診察室血圧測定法の指針[1]では，**聴診法の場合の注意点**が明記されています（**表1の6d**）．

カフサイズによる誤差については，オシロメトリック法にも聴診法と同様の傾向がみられるのかどうかが不明でした．オシロメトリック法血圧計が実用化されて数十年たちますが，本研究はその実態を初めて客観的に定量化した点で斬新なものと言えます．本研究は，サンプルサイズは大きくないもののランダム化クロスオーバー試験であり，**非盲検という限界点**は残存しますが妥当性は比較的高いでしょう．

医学的吟味

ただ，**現実問題**としてそれぞれの自動血圧計に3〜4種類のサイズのカフを用意するのは，まず無理でしょう．コストや時間がかさむことは明白ですし，一般人が適正なサイズを選ぶのも容易ではないでしょう．遠隔診療や電子カルテへの測定値自動転送システムが普及すると，この誤差の影響は多大なものになるかもしれません．

まずは自動血圧計といえども，カフサイズによる**過剰診断や過小診断という誤診**が付きまとうことを肝に銘じ，上腕が極端に細かったり太かったりする場合には，**適正なサイズのカフを使用した聴診法を診察室で実施しましょう**．

その他にも，一般に血圧測定には多くの測定バイアス（**表3**）が関与します．血圧には血糖値同様に年内変動があり，気温が低く日照時間が短い冬季に高値となります[4,5]．6万人あまりの日本人（平均年齢53歳）を対象としたデータでは，平均収縮期血圧は7月と比較して12月のほうが男女ともそれぞれ6.2mmHg，7.3mmHg高値でした[4]．精神・心理状態で血圧が変動する可能性はコロナ禍での日米で報告されています[6,7]（各論1-3-2参照）．さらに，平均への回帰効果（コラム参照）という現象もあります．日常診療で血圧を測定するときだけでなく，**降圧薬のエビデンスを読む際にもその点に留意しましょう**．

表3 血圧に関する測定バイアス要因例

- 測定機器
- 測定部位
- カフサイズ
- 姿勢・体位
- 年内・日内変動
- 精神・心理状態
- 測定中の会話
- 環境・測定場所
- 末尾の数値の選択（terminal digit preference）

[推薦図書]

能登洋．スッキリわかる！臨床統計はじめの一歩 改訂版：羊土社；2018．

平均への回帰

　血糖コントロールと同様に，血圧管理に関しても一律な数値を達成すればいいというものではなく，**管理目標値を個別化**することが重要です．近年の米国の診療ガイドラインの血圧管理目標値はエビデンスの新出に応じて朝令暮改の印象ですが，日本では2019年に高血圧治療ガイドラインが5年ぶりに改訂されました[1]．血圧は血糖よりも**測定誤差や変動が大きい**ため，ガイドライン推奨の管理目標値を金科玉条とする前に，測定値の「**ずれ**」（測定バイアス．前述）と「**ぶれ**」（偶然性の影響）という誤差について見直しましょう．

　サイコロを6回振ると1の目が出る回数は1回とは限りません．これは**偶然性**により「ぶれ」の誤差（random error）が生じてしまうため

各論 ① 糖尿病治療 (3) 血圧管理

です．この偶発的変動・確率的誤差が大きいほど結果の確実性・再現性・精度は低下します．

血圧を再検査すると「自然に下がってくる」，「ばらつく」ことが少なくないでしょう．再検査時には心身とも落ち着いて血圧が下がることも一部考えられますが，「平均への回帰」というれっきとした統計学的現象が関わっています（推薦図書参照）．そのため一般に血圧は1分以上あけて2度測定して平均値を出すことが推奨されています．動脈内圧測定では事実上「ぶれ」はありません．一方，再検査値のほうが高値になることもあります．また，ベースライン値が高いほど再測定時に正常化する確率は低くなります．

では高血圧患者において，平均への回帰による「自然治癒力」（偶発的変動）の大きさはどの程度でしょうか？　また，初期血圧偽高値の頻度はどの程度でしょうか？

このクエスチョンに見事に答えたエビデンスがあります[8]．高血圧患者で初回測定値140/90mmHg以上の約26,000人を対象とし，再測定値を検証したところ低下度は中央値8mmHg（四分位範囲2-17）で，36％の患者の血圧が140/90mmHgに「自然に」降下していました（逆に言うと，36％の高血圧症例は初回偽高値）．また，初回血圧が高い人ほど降下度も大きいことが判明しました．そして平均への回帰による収縮期血圧の低下は6.1mmHgと算出されました．この研究には選択バイアス等による限界は残存しますが，以前の小規模研究（血圧低下11mHg）[9]と概ね合致する結果でした．このように血圧降下には平均への回帰の影響が大きい可能性が定量的に示されました．投薬開始後の血圧降下（血圧管理の改善）は，実は偶然性の影響（偶発的変動）が主体なのかもしれません．薬剤による降圧効果を過大評価しないように気を付けましょう．

1. 自動血圧計のワナ

※参考文献
1. 日本高血圧学会. 高血圧治療ガイドライン2019：ライフサイエンス出版；2019.
2. Ishigami J, et al. Effects of Cuff Size on the Accuracy of Blood Pressure Readings: The Cuff (SZ) Randomized Crossover Trial. JAMA Intern Med 2023;183:1061 1068.
3. Fonseca-Reyes S, et al. Effect of standard cuff on blood pressure readings in patients with obese arms. How frequent are arms of a 'large circumference'? Blood Press Monit 2003;8:101-106.
4. Iwahori T, et al. Seasonal variation in home blood pressure: findings from nationwide web-based monitoring in Japan. BMJ Open 2018;8:e017351.
5. Sakamoto M, et al. Seasonal Variations in the Achievement of Guideline Targets for HbA1C, Blood Pressure, and Cholesterol Among Patients With Type 2 Diabetes: A Nationwide Population-Based Study (ABC Study: JDDM49). Diabetes Care 2019;42:816-823.
6. Laffin LJ, et al. Rise in Blood Pressure Observed Among US Adults During the COVID-19 Pandemic. Circulation 2022;145:235-237.
7. Kobayashi K, et al. Influence of stress induced by the first announced state of emergency due to coronavirus disease 2019 on outpatient blood pressure management in Japan. Hypertens Res 2022;45:675-685.
8. Einstadter D, et al. Association of Repeated Measurements With Blood Pressure Control in Primary Care. JAMA Intern Med 2018;178:858-860.
9. Daimee UA, et al. The Utility of Repeating Automated Blood Pressure Measurements in the Primary Care Office. J Clin Hypertens (Greenwich) 2016;18:250-251.

| ① **糖尿病治療** | (3) 血圧管理 |

2. 病は気から?

新型コロナウイルス感染症（COVID-19）パンデミック（以下，コロナ禍）では，生活・仕事スタイルは激変し，生活習慣病への影響が危惧されました．特に血圧は精神的ストレスの影響[1]も受けやすいため，コロナ禍中も以降も血圧の管理が一層重要性を増すと思われます．では，実際にどの程度変動していたのでしょうか．

エビデンス

Rise in Blood Pressure Observed Among US Adults During the COVID-19 Pandemic[2]

エビデンス吟味

Step1　クリニカルクエスチョンの定式化

- **P（対象者）**：雇用者保険のウエルネスプログラムに加入している米国人とその家族

  総数　計464,585例（女性53.5%）

  平均年齢　45.7歳（2018年時点）

  高血圧患者・服薬　詳細不明
- **I（条件）**：コロナ禍中（米国で「stay-at-home 令」が発令された2020年4～12月）
- **C（比較対照）**：コロナ禍直前（2019年1月～2020年3月）
- **O（アウトカム）**：前年同月と比較した血圧変化

Step2　妥当性のチェック

- デザイン：横断研究・観察研究
- 解析：反復測定による混合効果モデル．年月・性別・年齢で調整．

- COI：資金源は NIH（米国立衛生研究所）の公的資金．複数の著者が本ウエルネスプログラムの提供社員

Step3 | 信頼性のチェック

- 一次エンドポイント（図1）

  コロナ禍直前はその前年と比較し（2019年 vs 2018年），有意な平均血圧変動はなかった（収縮期 P = 0.8，拡張期圧 P = 0.3）．

  コロナ禍中はその前年（コロナ禍直前）と比較し（2020年 vs 2019年），平均収縮期圧は 1.10 ～ 2.50mmHg，平均拡張期圧は 0.14 ～ 0.53mmHg 上昇した（各 p＜0.0001）．

- サブグループ解析

  男女いずれにおいて，また各年齢層において収縮期圧・拡張期圧両者の有意な上昇を認めた（各 p＜0.0001）．

  女性のほうが男性よりも各血圧の上昇度が大きかった（p＜0.0001）．

- その他のアウトカム

  体重は男女ともコロナ禍直前・禍中において有意な変動はなかった．

図1　コロナ禍による血圧の変動

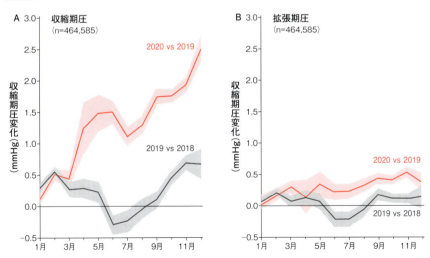

(Laffin LJ, et al. Rise in Blood Pressure Observed Among US Adults During the COVID-19 Pandemic. Circulation 2022;145:235-237[2] より作成)

| 各論 | ① 糖尿病治療 | (3) 血圧管理 |

Step4 臨床的意義の評価

コロナ禍により成人の血圧が上昇したことが示された.

エビデンス解体

総評

後述する限界・バイアスがあるものの,コロナ禍による血圧変動を大規模に分析した点は斬新で臨床的意義が大きいでしょう.収縮期圧の増加は僅か約2mmHgではあるものの,この増加度は**心血管疾患死リスクの有意な上昇**につながることが示されています[8].

妥当性の鑑定

本研究は**観察研究（リアルワールドデータ）**であり,交絡因子の調整も限定的ですので,日本の国民健康・栄養調査報告と似たような報告と捉えるといいでしょう.**バイアス残存の余地が大きいため,因果関係は完全には究明できません**（推薦図書参照）.

サンプルサイズは多大ですが,対象者層などを勘案すると一般性は乏しいかもしれません.しかし**日本人でも同様の報告**があります（平均収縮期圧2.1mmHg,平均拡張期圧0.8mmHg有意に上昇）[3].

医学的吟味

コロナ禍で血圧が上昇した機序・原因は数多く想定されています（**表1**）.一般に肥満度と血圧には正の関連性があり,コロナ禍での体重増加（「コロナ太り」）は他研究で論文発表されています[4].しかし,今回の報告では体重の有意な変化は認めませんでしたので,他の因子のほうがインパクトが大きいのかもしれません.

身体活動量の低下は日本を含む多国対象の研究で,コロナ禍になり歩行数が激減したことが報告されています[5].米国では全般的に飲酒量（「家飲み」）が増加したのかもしれませんが,社会・生活様式の異なる日本の現状では「外飲み」が減って血圧・肝機能・尿酸値が低下した人も少なくない印象です（私見）.日本からの報告でも血圧は上昇しています[3]ので,飲酒の血圧への影響は短期間で

2. 病は気から？

表1	コロナ禍で血圧が上昇した想定機序・原因

- 精神的ストレス
- 体重増加
- 身体活動量の低下
- 飲酒量増加
- 受診・通院控え，服薬アドヒアランス低下

(Laffin LJ, et al. Rise in Blood Pressure Observed Among US Adults During the COVID-19 Pandemic. Circulation 2022;145:235-237[2] より作成)

は小さい可能性があります．

受診・通院控え，服薬アドヒアランス低下[6]は日本でも特にがん検診において社会問題となるリスクがありそうです．興味深いことに，米国ではオンライン診療が急速に普及したために，糖尿病患者の血糖コントロールはコロナ禍前と比較して有意な変化がないことが報告されています[7]．

結語

一般に，パンデミックによる影響は女性のほうが大きく受けます[9]が，はたして女性のほうが血圧上昇度が高いことが浮き彫りになりました．

「新しい生活様式」や「ポストコロナ禍」で生活習慣病はどう改善・悪化するのか，まだ五里霧中です．この報告は，今後の社会的・予防医学的対策やオンライン診療を指南する可能性があるでしょう．引き続き国内外の趨勢をフォローしてくことが重要です．

[推薦図書]
能登洋．スッキリわかる！臨床統計はじめの一歩 改訂版：羊土社；2018.

二次性高血圧の誤診

　高血圧の90～95％は本態性高血圧で，残りが二次性高血圧と一般に報告されています[1]．二次性高血圧は手術などにより根治が可能であったり，病態に最適な治療薬が存在したりするため，若年発症の高血圧，中年以降発症の高血圧，重症高血圧，治療抵抗性高血圧，それまで良好だった血圧の管理が難しくなった場合，急速に発症した高血圧，血圧値に比較して臓器障害が強い場合，血圧変動が大きい場合[1]にその精査が推奨されます．

　実際には若年性高血圧でもその大部分は本態性であり，**全例を精査すると偽陽性（過剰診断）という誤診が増え（陽性的中度低下），時には危険な過剰治療につながるリスクが高まります**（推薦図書参照）．そこで，症状・病歴などの基礎的ファクター（表a）を加味することで二次性高血圧診断の的中度向上に役立つ可能性が報告されています[10]．

表a　二次性高血圧の検査前確率を高めるファクター

- 二次性高血圧の家族歴
- 早産児
- 6歳以下
- 低体重（10パーセンタイル以下）
- 有症候性
- 肥満
- 微量アルブミン尿
- 血清尿酸値5.5mg/dL以下
- 日中拡張期血圧負荷25％以上かつ夜間収縮期血圧負荷50％以上

（Nugent JT, et al. Does This Child With High Blood Pressure Have Secondary Hypertension?: The Rational Clinical Examination Systematic Review. JAMA 2023;329:1012-1021[10]より作成）

　特に若年性高血圧では二次性高血圧を見落とさないことが重要であることは論を俟ちませんが，リスクファクターの**有用な点と限界を見極め**，どのようなケースが**高リスク**なのか，**見落としの確率**がどのくらい残存しているのかを**念頭において精査を進める**ことが最適で安全な治療に繋がります．

2. 病は気から？

※参考文献

1. 日本高血圧学会. 高血圧治療ガイドライン2019：ライフサイエンス出版；2019.
2. Laffin LJ, et al. Rise in Blood Pressure Observed Among US Adults During the COVID-19 Pandemic. Circulation 2022;145:235-237.
3. Kobayashi K, et al. Influence of stress induced by the first announced state of emergency due to coronavirus disease 2019 on outpatient blood pressure management in Japan. Hypertens Res 2022;45:675-685.
4. Lin AL, et al. Body Weight Changes During Pandemic-Related Shelter-in-Place in a Longitudinal Cohort Study. JAMA Netw Open 2021;4:e212536.
5. Tison GH, et al. Worldwide Effect of COVID-19 on Physical Activity: A Descriptive Study. Ann Intern Med 2020;173:767-770.
6. Czeisler MÉ, et al. Delay or Avoidance of Medical Care Because of COVID-19-Related Concerns - United States, June 2020. MMWR Morb Mortal Wkly Rep 2020;69:1250-1257.
7. Patel SY, et al. Diabetes Care and Glycemic Control During the COVID-19 Pandemic in the United States. JAMA Intern Med 2021;181:1412-1414.
8. Lewington S, et al. Age-specific relevance of usual blood pressure to vascular mortality: a meta-analysis of individual data for one million adults in 61 prospective studies. Lancet 2002;360:1903-1913.
9. Wenham C, et al. Women are most affected by pandemics - lessons from past outbreaks. Nature 2020;583:194-198.
10. Nugent JT, et al. Does This Child With High Blood Pressure Have Secondary Hypertension?: The Rational Clinical Examination Systematic Review. JAMA 2023;329:1012-1021.

① **糖尿病治療** | (3) 血圧管理

3. 美辞麗句に注意！

　糖尿病関連腎臓病（DKD）では広範な病態とそれに対する治療ターゲットが想定されており（表1），炎症・線維化を抑制する可能性があるアルドステロンブロッカー（ミネラルコルチコイド受容体ブロッカー；MRB*）が注目されています[1]．中でも非ステロイド性選択的 MRB は理論上，副作用が少ないという点で期待されています．今回は日本発のエビデンスを検証してみましょう．

*ミネラルコルチコイド受容体拮抗薬（MRA）と呼ばれることもありますが，本稿では原文[2]と添付文書に倣って「MRB」とします．

エビデンス

　Esaxerenone（CS-3150）in Patients with Type 2 Diabetes and Microalbuminuria（ESAX-DN）: Phase 3 Randomized Controlled Clinical Trial[2]

エビデンス吟味

| Step1 | クリニカルクエスチョンの定式化 |

・**P（患者）：尿中 ACR45 ～ 300mg/g** の**高血圧合併**2型糖尿病成人患者
　総数　455 例（女性23%）

表1　**DKD の病態と介入ターゲット候補**

- 血行動態→　血圧管理
- 代謝　　→　血糖管理・脂質管理
- 炎症・線維化・酸化ストレス・RAS 活性・etc
　　　　　→　RAS 阻害薬・MRB・尿酸低下薬・SGLT2 阻害薬・GLP-1
　　　　　　　受容体作動薬

3. 美辞麗句に注意!

平均年齢　66歳

平均 BMI　26.1

平均 HbA1c　7.0%（8%以上は除外）

平均血圧　140/84mmHg

平均 eGFR[※]　69mL/分/1.73m^2

尿中 ACR 中央値　111mg/g

SGLT2 阻害薬使用　24%

GLP-1 受容体作動薬使用　7%

RAS 阻害薬（ARB／ACEI）使用　100%（94%／6%）

・**I（介入）**：標準治療にエサキセレノン 2.5mg/日を上乗せ投与（開始量 1.25mg/日）

・**C（比較対照）**：標準治療にプラセボを上乗せ投与

・**O（アウトカム）**：

　一次エンドポイント

　　アルブミン尿「寛解」（尿中 ACR ＜ 30mg/g かつ 30%以上の減少の持続）

　「筆頭」二次エンドポイント

　　尿中 ACR 変化率

| Step2　| 妥当性のチェック

・デザイン：RCT

・盲検化：あり

・追跡期間：52週

・服薬中断率：実薬群 19%，プラセボ群 8%

・解析：full analysis set（6例除外）

・検定多重性制御：階層的検定（「筆頭」二次エンドポイントに対して）

・COI：本剤製造企業が研究資金および論文代筆業者への資金を提供．また，複数の著者が本剤製造企業社員

| Step3　| 信頼性のチェック

・代用エンドポイント

　実薬群ではプラセボ群よりも血圧が 10/5mmHg 有意に低下した．

・一次エンドポイント（表2）

215

各論
エビデンスを斬る！
糖尿病診療を正しく導くエビデンスの批判的吟味とその活かし方

① 糖尿病治療　(3) 血圧管理

表2　ESAX-DN の結果

	実薬群	プラセボ群	群間差
一次エンドポイント			
アルブミン尿「寛解」	22%	4%	18%（12〜25%）
「筆頭」二次エンドポイント			
尿中 ACR 変化率	−58%	8%	0.38（0.33〜0.44）

(Ito S, et al. Esaxerenone (CS-3150) in Patients with Type 2 Diabetes and Microalbuminuria (ESAX-DN): Phase 3 Randomized Controlled Clinical Trial. Clin J Am Soc Nephrol 2020;15:1715-1727[2] より作成)

アルブミン尿「寛解」達成は実薬群22%，プラセボ群4%で統計学的有意差を認めた．

・「筆頭」二次エンドポイント（仮説実証）（表2）

実薬群の尿中 ACR 変化率は −58% で両群間に統計学的有意差を認めた．

・その他の二次エンドポイント・後付け解析（事後解析）

仮説提唱・探求レベルのため略．

・有害事象

有害事象全般のリスクは両群で同等であった（78% vs 77%）．

高カリウム血症（≧6.0mEq/L または連続≧5.5mEq/L）は実薬群のほうが多発し（9% vs 2%），それによる投与中止率も高かった（4% vs 0.4%）．

eGFR 低下度は実薬群のほうが大きかった（−11% vs −1%）．

実薬群でのみ死亡者を1例認めたが，投薬との関連はなかった．

Step4　臨床的意義の評価

RAS 阻害薬へのエサキセレノン上乗せにより微量アルブミン尿は有意に改善した．

エビデンス解体

総評

RAS 阻害薬による DKD リスク減少効果は確立しているものの，後述する残余リスクが存在しています．しかしながら，その後の DKD 治療薬の有意なエ

3. 美辞麗句に注意!

ビデンスは近年の SGLT2 阻害薬登場まで稀少でした. その点で臨床的意義が大きそうです.

妥当性の鑑定

内的妥当性

　研究デザイン上は,「日本発のエビデンス」としては珍しく二重盲検化された RCT で妥当性が高く, 検定の多重性に対しても適切な統計学的手法(各論 1-2-5 コラム参照)が用いられているため「筆頭」二次エンドポイントに関しても実証されたと解釈できます.

　ただし, DKD のエビデンスではエンドポイントとしての尿中 ACR は代用エンドポイントの位置づけであり, 臨床的エンドポイントとは一般にみなされません. 後者は腎不全(透析導入・腎移植)や死亡などです. 実際, DKD ではアルブミン尿の増加を伴わない腎機能低下例もあります. 一方, 別の非ステロイド性選択的 MRB であるフィネレノンの RCT である FIDELIO-DKD 試験では,「ハードな」エンドポイント(腎不全／eGFR の 40% 以上の低下／腎関連死)の有意な低下が実証されました[3].

　しかし, 臨床的には糖尿病患者ではアルブミン尿の低下と末期腎疾患のリスク低下がほぼパラレルである[4]ことと, フィネレノン[3]も非ステロイド性選択的 MRB でありクラスエフェクトが想定されることから, 本研究で DKD アウトカムの有意な臨床的改善が示唆されたものと解釈してもいいでしょう(あくまでもフィネレノンの効果を支持する脇役ですが). もっとも, 降圧効果などの交絡因子が残存している可能性があるので, MRB の直接の効果は少し割り引いて解釈する必要があります.

外的妥当性

　続いてこの結果の汎用性を検証しましょう. 本研究では血糖コントロールが比較的良好である人が対象でした. 高血糖による影響が軽減されるため, MRB そのものの効果を評価するうえでは適した選択基準です.

　一方で, 血糖コントロール不良者への本研究の適用性は乏しい印象です. この点に関しては, 5,734 人を対象とした FIDELIO-DKD 試験(平均 HbA1c 7.7%)で DKD 進展リスクが有意に減少した[3]ことを鑑みると, 本研究結果の一般性は低くはない印象です.

美辞麗句に注意！

ステークホルダーの関与が濃厚ですので，誇大宣伝や受け売り講演に注意しましょう．

蛇足ですが，本文[2]でエプレレノンは「**非**選択的」MRB とされていますが，添付文書やコクラン・レビュー[5]では「選択的」アルドステロンブロッカーと表記されています．前者[2]は誤植でしょう．

医学的吟味

では，実臨床における本剤の位置づけはどうでしょうか？　本研究も FIDELIO-DKD 試験[3]も RAS 阻害薬による標準治療への**上乗せ**介入なので，現時点では単剤で最優先されるものではないでしょう．別機序で DKD リスクを低下させる SGLT2 阻害薬との併用による相加効果・相乗効果もまだ**不明**です．

また，長期的効果・安全性も**未知数**です．「非ステロイド性」，「選択的」なので「高カリウム血症リスクが少ない」とされていても，プラセボに比べればリスクが高いことが浮き彫りになった[2,3]ので**楽観視はできません**．

現在，日本で処方可能なミネラルコルチコイド受容体拮抗作用のある薬剤は，スピロノラクトン（ステロイド性非選択的）・エプレレノン（ステロイド性選択的）・エサキセレノン（非ステロイド性選択的）・フィネレノン（非ステロイド性選択的）です．スピロノラクトンは DKD 治療として有効性が必ずしも実証されておらず[6]，高カリウム血症のリスクが6倍以上高まります[7]．エプレレノンは高カリウム血症を誘発させるおそれがあるため，添付文書では微量アルブミン尿又は蛋白尿を伴う糖尿病患者では投与禁忌とされています．この二者は DKD に対する治療薬としては使用場面が限定的でしょう．

※参考文献

1. Barrera-Chimal J, et al. Mineralocorticoid receptor antagonists and kidney diseases: pathophysiological basis. Kidney Int 2019;96:302-319.
2. Ito S, et al. Esaxerenone (CS-3150) in Patients with Type 2 Diabetes and Microalbuminuria (ESAX-DN): Phase 3 Randomized Controlled Clinical Trial. Clin J Am Soc Nephrol 2020;15:1715-1727.
3. Bakris GL, et al. Effect of Finerenone on Chronic Kidney Disease Outcomes in Type 2 Diabetes. N Engl J Med 2020;383:2219-2229.
4. Heerspink HJL, et al. Change in albuminuria as a surrogate endpoint for progression of kidney disease: a meta-analysis of treatment effects in randomised clinical trials. Lancet Diabetes Endocrinol 2019;7:128-139.
5. Hasegawa T, et al. Aldosterone antagonists for people with chronic kidney disease requiring dialysis. Cochrane Database Syst Rev 2021;2:CD013109.

3. 美辞麗句に注意!

6. Tofte N, et al. Early detection of diabetic kidney disease by urinary proteomics and subsequent intervention with spironolactone to delay progression (PRIORITY): a prospective observational study and embedded randomised placebo-controlled trial. Lancet Diabetes Endocrinol 2020;8:301-312.

7. Hou J, et al. Spironolactone Add-on for Preventing or Slowing the Progression of Diabetic Nephropathy: A Meta-analysis. Clin Ther 2015;37:2086-2103 e10.

① 糖尿病治療 | **(4) 脂質管理**

1. 大規模研究≒小規模効果

LDL-C高値は心血管疾患のリスクファクターとしてインパクトが大きく，一方，治療によりLDL-C値を20mg/dL低下させると，糖尿病の有無によらず心血管イベントリスクが約10%低下（**相対比**）することが実証されています[1]．ただし，絶対リスク低下度（**差**）はベースラインのリスクによって左右されるため，一次予防と二次予防では同じLDL-C値であっても前者のほうがリスク低下度は低くなります．さらに日本人の場合，糖尿病患者であっても同条件の欧米人と比較すると心血管イベントリスクが低く，厳格な脂質管理による一次予防の臨床的な治療意義・インパクトは不明でした．

現行の診療ガイドラインによると，糖尿病患者での心血管イベント**一次**予防としてはLDL-C値＜120mg/dLが推奨されています[2]．では，それ以上に厳格に管理すると心血管イベントリスクはさらにどの程度低下するのか検証してみましょう．

エビデンス

Intensive Treat-to-Target Statin Therapy in High-Risk Japanese Patients With Hypercholesterolemia and Diabetic Retinopathy: Report of a Randomized Study[3]

エビデンス吟味

Step1 | クリニカルクエスチョンの定式化

・**P（患者）**：日本人2型糖尿病患者（冠動脈疾患既往なし・**網膜症あり**・脂質異常症あり）

総数　5,042例（女性52%）

平均年齢　63歳

平均HbA1c　7.8%

平均糖尿病罹患歴　13年

平均LDL-C　106mg/dL（約58％が服薬中）

・**I（治療）**：強化療法（LDL-C目標値＜70mg/dL）

・**C（比較対照）**：標準療法（LDL-C目標値100-120mg/dL）

・**O（アウトカム）**：心血管イベント・心血管関連死（複合エンドポイント）

Step2　妥当性のチェック

・デザイン：RCT

・盲検化：なし

・追跡期間：平均37カ月，追跡率：98％，服薬遵守率：不明

Step3　信頼性のチェック（表1）

・代用エンドポイント

　最終LDL-C値は強化療法群のほうが有意に低値だった．

・**一次エンドポイント**

　有意差を認めなかった．

・**二次エンドポイント**

　一部で，強化療法により脳イベントリスクが有意に低下する**可能性**が示された．

表1　一次エンドポイントとその他指標の結果

	強化療法群	標準療法群	ハザード比（95% CI）P値	絶対リスク低下
一次エンドポイント				
心血管イベント・心血管関連死	5.1％	6.1％	0.84（0.67－1.07）P＝0.15	1.0％（有意差なし）
二次エンドポイント（オマケ）				
脳イベント	0.9％	1.7％	0.52（0.31－0.88）P＝0.01	0.8％
代用エンドポイント				
最終平均LDL-C値	76.5mg/dL	104.1mg/dL	P＜0.001	－

（Itoh H, et al. Intensive Treat-to-Target Statin Therapy in High-Risk Japanese Patients With Hypercholesterolemia and Diabetic Retinopathy: Report of a Randomized Study. Diabetes Care 2018;41:1275-1284[3]より作成）

・有害事象

両群間で有意差がなかったが，薬物副作用は強化療法群のほうが発生率が高かった（10.1% vs 6.7%，P＜0.001）．

Step4	臨床的意義の評価

現行の診療ガイドライン推奨値よりも厳格に管理しても，臨床的な上乗せ効果があるとは言えないであろう．

エビデンス解体

総評

本研究では，対象者として網膜症を合併していることが条件となっていました．網膜症は心血管疾患の独立したリスクファクターであることが知られており，一次予防対象者の中でも比較的高リスク者ということになります．**有意差を出しやすくするための策**と考えられます．

研究デザイン上は，追記率の高い RCT ではあるものの，**盲検化されてない**点で妥当性が低くなります．患者数が5,000人を超える「大規模研究」でありますが，**臨床的効果はそれだけのサンプルサイズでないと有意差が見込めないほどの僅差ということでしょう（大規模研究≒小規模効果）**．

結語

結果的には，有意差があるとは言えませんでした．網膜症がない場合はベースラインのリスクがより低いため，上乗せ効果はいっそう乏しいでしょう．本研究の結果は，血糖・脂質・血圧を厳格に管理介入した**ネガティブ**スタディである J-DOIT3[4] と合致します．日本人2型糖尿病での心血管疾患一次予防に関しては，現行の推奨値（LDL-C ＜ 120mg/dL）[2,5]が最適だということに帰着します．

エゼチミブの効用

　75歳以上の「超高齢者」を対象とした，LDL-C低下療法による心血管疾患の一次予防のエビデンスはほとんどありません．しかも，エゼチミブの有効性に関しては五里霧中です．2019年に発表された，日本人の超高齢者を対象とした介入研究 EWTOPIA 75[6] では，一部の超高齢者にはエゼチミブによる心血管疾患一次予防の有効性が示唆されました．しかし，第一選択薬としてエゼチミブが妥当であるかは，現時点ではまだ不明です．

ノセボ効果

　プラセボによってもたらされる有益のこと（benefit）を一般に指しますが，ノセボ効果は，プラセボによってもたらされる有害事象や副作用のこと（harm）です．スタチンにより有害事象・副作用は種々報告されていますが，果たしてそれはスタチンそのものに起因するのでしょうか．英国で行われた n-of-1 試験（後述）によると，副作用でスタチンを中止した人において，スタチン再投与に伴う症状の90％はプラセボにても引き起こされ，半数がスタチン服用再開に成功しました[7]．すなわち，スタチンによる副作用は化学物質としてのスタチンそのものに起因するのではないことが判明し，服薬アドヒアランスを向上できる可能性が示されました．同時に，ノセボ効果回避の難しさも示唆されました．治療・予防を行う際，医師は信頼を築いて患者・国民の参加・協働を促進するよう行動しなければならないでしょう．

n-of-1試験

　クロスオーバー研究の一応用です．n-of-1試験は，もともとは患者一人に対して実薬とプラセボの比較治療を行って効果を評価する研究法ですが，近年では，**少人数グループに対して繰り返しクロスオーバーしたプール結果を解析**することが主流となっています．この手法では，複数患者に対して検定多重性調整をする必要がありませんし，実薬と対照薬・同一治療に対する患者間の変動（分散）・同一治療に対する同一患者における変動（分散）を判別することが可能になります．

※参考文献

1. Cheung BMY. Statins for people with diabetes. Lancet 2008;371:94-95.
2. 日本糖尿病学会．糖尿病診療ガイドライン2024：南江堂；2024.
3. Itoh H, et al. Intensive Treat-to-Target Statin Therapy in High-Risk Japanese Patients With Hypercholesterolemia and Diabetic Retinopathy: Report of a Randomized Study. Diabetes Care 2018;41:1275-1284.
4. Ueki K, et al. Effect of an intensified multifactorial intervention on cardiovascular outcomes and mortality in type 2 diabetes (J-DOIT3): an open-label, randomised controlled trial. Lancet Diabetes Endocrinol 2017;5:951-964.
5. 日本糖尿病・生活習慣病ヒューマンデータ学会．糖尿病標準診療マニュアル2024（一般診療所・クリニック向け）．★毎年4月に改訂．http://human-data.or.jp　2024年.
6. Ouchi Y, et al. Ezetimibe Lipid-Lowering Trial on Prevention of Atherosclerotic Cardiovascular Disease in 75 or Older (EWTOPIA 75): A Randomized, Controlled Trial. Circulation 2019;140:992-1003.
7. Wood FA, et al. N-of-1 Trial of a Statin, Placebo, or No Treatment to Assess Side Effects. N Engl J Med 2020;383:2182-2184.

① 糖尿病治療 | **(4) 脂質管理**

2. リアルワールドデータの限界

　糖尿病性細小血管症に対する高血糖や高血圧の影響とその治療効果は広く確認されていますが，脂質異常症による影響に関しては不明点がまだ多く残っています．フィブラート系薬が糖尿病性網膜症の進展抑制に有効である可能性が示されています[1-3]が，確固たるレベルの高いエビデンスは2023年までありません．その効果は脂質値とは無関係で，機序も未解明です．今回は日本人を対象とした「リアルワールドデータ」を検証してみましょう．

エビデンス

　Lipid-lowering medication is associated with decreased risk of diabetic retinopathy and the need for treatment in patients with type 2 diabetes: A real-world observational analysis of a health claims database[4]

エビデンス吟味

Step1　クリニカルクエスチョンの定式化

・**P（患者）**：糖尿病治療薬服用中の日本人2型糖尿病患者

　総数　84,808例（女性30％）

　平均年齢　56歳

　網膜症合併　19％

・**I（条件）**：脂質降下薬を約1年以上前から服用（網膜症非合併者中28％，網膜症合併者中33％）

・**C（比較対照）**：脂質降下薬非服用

・**O（アウトカム）**：網膜症発症（網膜症非合併者）・網膜症治療

Step2　妥当性のチェック

・デザイン：後ろ向きコホート研究（診療報酬データベースを propensity-score

マッチング解析．**HbA1c，脂質値，スタチン・フィブラート系薬使用者数は不明**）

・盲検化：なし
・追跡期間：3年

Step3 | 信頼性のチェック（表1）

・脂質降下薬服用者のほうが網膜症発症・網膜症治療リスクがいずれも有意に低かった．
・**感度分析**では，網膜症発症の有意なリスク低下はスタチン・フィブラート系薬両者に関して認められたが，治療（光凝固術，硝子体切除術）の有意なリスク低下はスタチンでのみ認めた．

Step4 | 臨床的意義の評価

・脂質降下薬は糖尿病性網膜症発症・進展のリスクを低下させる**可能性が示された**．

エビデンス解体

総評

　本研究は，先行RCTで示唆されていた脂質降下薬の付加効果の**実臨床での適応性（外的妥当性）を支持**する結果でした．解析に際してはpropensity-scoreマッチングで擬似RCT化を図っており，治療薬効果を過大評価しないために

表1　一次エンドポイントの結果

	脂質降下薬服用者	脂質降下薬非服用者	オッズ比（95% CI）	P値
網膜症新規発症	7.4%	11.4%	0.772 （0.720－0.827）	＜0.001
網膜症治療	1.9%	3.0%	記載なし	＜0.001

（Kawasaki R, et al. Lipid-lowering medication is associated with decreased risk of diabetic retinopathy and the need for treatment in patients with type 2 diabetes: A real-world observational analysis of a health claims database. Diabetes Obes Metab 2018;20:2351-2360[4]より作成）

ベースラインで脂質降下薬服用期間が1年未満の人が除外されています．確かに解析上は，妥当性が比較的高い印象です．本文では「脂質降下薬は糖尿病性網膜症もリスクを低下させた」と，あたかも介入研究結果かのように明言していますが，果たしてこのデータをもとに因果関係や治療効果を実証できるのでしょうか？

そのためには種々の条件をクリアする必要があります（推薦図書参照）．この研究の限界として，診療報酬データの正確性が不詳であること，未知の交絡因子が残存している可能性があること（channelingバイアス，immortal timeバイアスなど），検査値が不明であることなどが挙げられます．作用機序も不明です．

結語

仮説は「実証された」のではなく「可能性が示された」程度に大きく割り引いて解釈する必要があるでしょう．機序の究明や介入研究が待ち望まれます．

なお，現時点では脂質降下薬には糖尿病性網膜症予防の保険適用はなく，「糖尿病標準診療マニュアル」でもその使用法は推奨されていません[5]．

［推薦図書］

スッキリわかる！臨床統計はじめの一歩 改訂版．能登洋．羊土社．2018年．

船頭多くして船山に上る!?

HDL-Cは一般的に，コレステロール逆転送により抗動脈硬化的に働く「善玉コレステロール」と呼ばれています．かつてはHDL-C ≧ 100mg/dLは「長寿症候群」と呼ばれていたこともありました．低HDL-C血症と心血管疾患（CVD）罹患・CVD死のリスクの相関は明白ですが，やはりHDL-C値は高ければ高いほどそれらのリスクは減るのでしょうか？

英国の「リアルワールドデータ」によると，冠動脈疾患罹患者において，HDL-C低値だけでなくHDL-C ≧ 100mg/dLも全死亡リスク・

CVD 死リスクの増加と相関しており，遺伝的影響はないことが示唆されました[6]（因果関係は究明されません．推薦図書参照）．HDL の機能については，「量より質」と考えられますが[7]，まだまだ未解明な点が多く残されています．

では，HDL-C 超高値の場合はどうしたらいいでしょうか？HDL-C を下げる介入法としては，節酒・喫煙・体重増加・運動制限などが挙げられますが，節酒以外はとうてい推奨できる代物ではありません．薬剤としてプロブコールがありますが，HDL-C 超高域での臨床アウトカムは未知です．HDL-C 超高値は予後不良のリスクファクターであることは判明しましたので，そのような例では他の CVD リスクファクターの管理を強化する必要があります．

※参考文献

1. Action to Control Cardiovascular Risk in Diabetes Follow-On (ACCORDION) Eye Study Group and the Action to Control Cardiovascular Risk in Diabetes Follow-On (ACCORDION) Study Group. Persistent Effects of Intensive Glycemic Control on Retinopathy in Type 2 Diabetes in the Action to Control Cardiovascular Risk in Diabetes (ACCORD) Follow-On Study. Diabetes Care 2016;39:1089-1100.

2. Group AS, et al. Effects of medical therapies on retinopathy progression in type 2 diabetes. N Engl J Med 2010;363:233-244.

3. Keech AC, et al. Effect of fenofibrate on the need for laser treatment for diabetic retinopathy (FIELD study): a randomised controlled trial. Lancet 2007;370:1687-1697.

4. Kawasaki R, et al. Lipid-lowering medication is associated with decreased risk of diabetic retinopathy and the need for treatment in patients with type 2 diabetes: A real-world observational analysis of a health claims database. Diabetes Obes Metab 2018;20:2351-2360.

5. 日本糖尿病・生活習慣病ヒューマンデータ学会．糖尿病標準診療マニュアル 2024（一般診療所・クリニック向け）．★毎年4月に改訂．http://human-data.or.jp　2024年．

6. Liu C, et al. Association Between High-Density Lipoprotein Cholesterol Levels and Adverse Cardiovascular Outcomes in High-risk Populations. JAMA Cardiol 2022;7:672-680.

7. Noto H. Impaired functionality of HDL in diabetes. Diabetol Int 2012;3:5-7.

| ① 糖尿病治療 | (4) 脂質管理 |

3.「残余リスク」に残された夢はあるか？

　魚摂取量と心血管イベントリスクには負の関連性があることが，多くの**観察研究**で示されています．実際，魚油に含まれる n-3（ω3）脂肪酸には中性脂肪（トリグリセリド）低下作用や抗血栓効果，降圧効果，抗炎症作用などの抗動脈硬化作用があることが**基礎研究**で判明しているため，n-3脂肪酸服用による心血管イベント抑制効果が期待されています．今回は n-3脂肪酸サプリに関する**介入研究**[1]を検証してみましょう．

エビデンス

Effects of n-3 Fatty Acid Supplements in Diabetes Mellitus[1]

エビデンス吟味

Step1　クリニカルクエスチョンの定式化

・**P（患者）**：心血管疾患既往のない英国人糖尿病患者（2型94％）

　総数　15,480例（女性37％）

　平均年齢　63歳

　平均 HbA1c　7.2％

　平均 BMI　30.8

　平均 non-HDL-C　113mg/dL（スタチン服用者75％）

　平均 HDL-C　49mg/dL

　平均中性脂肪　無測定

・**I（介入）**：n-3脂肪酸1g（EPA 460mg／DHA 380mg）／日投与

・**C（比較対照）**：プラセボ（オリーブオイル）投与

・**O（アウトカム）**：心血管死・非致死性心筋梗塞・非致死性脳卒中・TIA（一過性脳虚血発作）*（複合エンドポイント）

*TIA は**研究開始後に**検出力増加目的に付加された

各論 エビデンスを斬る！

① 糖尿病治療 | (4) 脂質管理

Step2 | 妥当性のチェック

・デザイン：RCT
・盲検化：あり
・追跡期間：平均7.4年，追跡率：99.1％
・服薬遵守率：76％
・解析：ITT解析
・検定多重性制御：なし（一次エンドポイントの各要素や他の二次エンドポイントの解析は仮説探究目的[1]）

Step3 | 信頼性のチェック

・代用エンドポイント

脂肪酸群ではプラセボ群と比較してHDL-Cが1.3mg/dL増加，non-HDL-Cが2.4mg/dL低下したがいずれも統計学的有意差はなかった．

・一次エンドポイント（仮説検証）（表1）

両群間で有意差を認めなかった．

表1 ASCENDの結果

	脂肪酸群	プラセボ群	ハザード比 (95% CI)	P値
一次エンドポイント				
心血管死・非致死性心筋梗塞・非致死性脳卒中・TIA	8.9%	9.2%	0.97 (0.87 − 1.08)	0.55
二次エンドポイント				
血管死	2.4%	2.9%	0.81 (0.67 − 0.99)	**
非致死性心筋梗塞	2.4%	2.6%	0.93 (0.76 − 1.14)	**
非致死性脳卒中	2.8%	2.8%	1.01 (0.84 − 1.22)	**
TIA	2.4%	2.3%	1.03 (0.84 − 1.26)	**
総死亡	9.7%	10.2%	0.95 (0.86 − 1.05)	**

＊＊探究的解析のため略

(The ASCEND Study Collaborative Group. Effects of n-3 Fatty Acid Supplements in Diabetes Mellitus. N Engl J Med 2018;379:1540-1550[1] より作成)

3. 「残余リスク」に残された夢はあるか？

- 一次エンドポイントの各要素や他の二次エンドポイント（仮説**探究**[1]）（**表1**）

  心血管疾患死は有意に低下する可能性が示唆されたが他項目は両群間で有意差を認めなかった.

- 有害事象

  重篤な有害事象の発生率は同等であった.

| Step4 | 臨床的意義の評価 |

　糖尿病患者において n-3 脂肪酸サプリによる心血管疾患の有意な一次予防効果は認めなかった.

エビデンス解体

総評

　研究開始後に検出率向上（有意差を出しやすくする）のため TIA がアウトカムとして追加された点を除き，本研究の内的妥当性は高いでしょう. 結局，有意差を認めませんでしたが，**服薬アドヒアランスが低かった**ため，臨床的予防効果が減弱している可能性があります. また，心血管イベントのリスクファクターである中性脂肪値が測定されなかったため，中性脂肪値の低下が不十分だったのではないかなど，基礎医学的疑問点が残ります.

　心血管死リスクは統計学的に有意に低下した印象がありますが，本文でも強調されているようにあくまでも**探究目的に試験解析したもの**ですので，「可能性がある」程度に**割り引いて解釈**することが重要です.

　日本人への適応（外的妥当性）について考察してみると，日本人糖尿病患者のベースライン心血管疾患リスクは英国での糖尿病患者と比較して顕著に低いため，n-3 脂肪酸サプリによる一次予防効果は一層薄れるでしょう.

　多くの観察研究で魚摂取量と心血管疾患には負の相関があることが報告されています[2]が，観察研究はバイアスが小さくなく，魚に含まれる他の栄養素の影響もあるかもしれませんので確固たる結論は出せません. **相関があっても，因果関係にあるとは限りません. 理論や観察研究から予測・期待されるアウトカムと実際に介入した効果は，必ずしも一致しないことに気を付けましょう.** 統計学的に因果関係を立証できるのは RCT だけです.

231

介入研究では，複数のメタアナリシス[3-6]やその後発表された RCT[7,8]で，n-3 脂肪酸（EPA/DHA 製剤約0.38-4.0g/日）には有意な心血管疾患予防効果を認めないことが示されています．また，事前に設定されたサブグループのメタアナリシス[5]でも糖尿病，高中性脂肪血症，スタチン使用，冠動脈疾患既往などの有無にかかわらず，心血管疾患リスクはニュートラルでした．

EPA 純剤に限定すれば，現時点で2つの RCT で有意なリスク低下を認めています．日本人対象の JELIS（糖尿病患者16%）では EPA が1.8g/日投与されました[9]．ただし，プラセボ非使用・非盲検化研究であるため情報バイアスが生じる分，この研究の妥当性は高くはありません．一方，REDUCE-IT（糖尿病患者58%）での投与量は4g/日であり，本試験より格段に多い用量が使用されました（糖尿病や心血管疾患既往の有無にかかわらずリスクは有意に低下）[10]．EPA 純剤を大量投与すれば有意差が出てくる可能性があります．統計学的数値は臨床的枠組みの中で初めて意味を持ちます．「心血管疾患既往または高リスクの糖尿病患者で，スタチンで LDL-C がコントロールされながらも中性脂肪が高値の場合に EPA 製剤を投与を検討する」というのが現時点での妥当な方針でしょう．

では，EPA／DHA 製剤と EPA 製剤でなぜこのようにアウトカムが異なっているのでしょうか？　前者は LDL-C を増加させ，後者は増減させないことがその機序の一つとして想定されています[10]．研究デザイン上は，対象者のリスクの大きさや併用薬剤などの違いの関与もあるかもしれません．

「残余リスク」への介入意義？

高中性脂肪は心血管疾患の古典的なリスクファクターですが，スタチンによる LDL-C 厳格管理下での「残余リスク」ファクターとして昨今，着目されています．しかしながら，n-3脂肪酸やフィブラートなどによる中性脂肪低下介入研究の多くはネガティブスタディで，有意差を認めた研究でも臨床的インパクトは僅かでした．すなわち，中性脂肪値は心血管疾患リスクを評価する上でのマーカーとして有用ではあるものの，治療ターゲットとしての臨床的インパクトは微々たるものです．EPA 純剤を使用した REDUCE-IT[10]では，到達中性脂肪値とは無関係にアウトカムに有意差を認めたことも合致しています．LDL-C 低下薬と異なり，中性脂肪低下薬については薬剤ごとに異なる pleiotropic effect（多面効果）がありそうです．

結語

このように，n-3脂肪酸の心血管イベント抑制効果については再現性・エビデンスの質の高さの点で，現時点では確証はありません．理論や基礎研究[11]に基づく期待に固執したり「エビデンス商法」に振り回されたりせず，現実の臨床的介入データも冷静に吟味しましょう．

魚油サプリは fishy？

魚油に含まれるω-3（n-3）脂肪酸製剤の副作用として，心房細動（AF）が着目されています[7]．実際，AFリスク増加が一因で，途中で中止となったRCT[8]もあります．EPA純剤のほうがEPA/DHA合剤より心血管疾患リスク低下の点で優れる半面，副作用としてのAFや出血のリスクはむしろEPA/DHA合剤よりも高値であることも示唆されています[12]．心血管疾患リスク低下の点でEPA純剤への期待が大きい[9,10,13]分，処方の際にはAFや出血のリスクも同時に十分に勘案しなければなりません[14]．一方で，EPA/DHA合剤は心血管疾患，AF，出血に関しては薬にも毒にもならない印象です．

※参考文献

1. The ASCEND Study Collaborative Group. Effects of n-3 Fatty Acid Supplements in Diabetes Mellitus. N Engl J Med 2018;379:1540-1550.
2. Kotwal S, et al. Omega 3 Fatty acids and cardiovascular outcomes: systematic review and meta-analysis. Circ Cardiovasc Qual Outcomes 2012;5:808-818.
3. Rizos EC, et al. Association between omega-3 fatty acid supplementation and risk of major cardiovascular disease events: a systematic review and meta-analysis. JAMA 2012;308:1024-1033.
4. Abdelhamid AS, et al. Omega-3 fatty acids for the primary and secondary prevention of cardiovascular disease. Cochrane Database Syst Rev 2018;7:CD003177.
5. Aung T, et al. Associations of Omega-3 Fatty Acid Supplement Use With Cardiovascular Disease Risks: Meta-analysis of 10 Trials Involving 77 917 Individuals. JAMA Cardiol 2018;3:225-234.
6. Kwak SM, et al. Efficacy of omega-3 fatty acid supplements（eicosapentaenoic acid and docosahexaenoic acid）in the secondary prevention of cardiovascular disease: a meta-analysis of randomized, double-blind, placebo-controlled trials. Arch Intern Med 2012;172:686-694.
7. Gencer B, et al. Effect of Long-Term Marine ω-3 Fatty Acids Supplementation on the Risk of Atrial Fibrillation in

Randomized Controlled Trials of Cardiovascular Outcomes: A Systematic Review and Meta-Analysis. Circulation 2021;144:1981-1990.

8. Nicholls SJ, et al. Effect of High-Dose Omega-3 Fatty Acids vs Corn Oil on Major Adverse Cardiovascular Events in Patients at High Cardiovascular Risk: The STRENGTH Randomized Clinical Trial. JAMA 2020;324:2268-2280.

9. Yokoyama M, et al. Effects of eicosapentaenoic acid on major coronary events in hypercholesterolaemic patients (JELIS): a randomised open-label, blinded endpoint analysis. Lancet 2007;369:1090-1098.

10. Bhatt DL, et al. Cardiovascular Risk Reduction with Icosapent Ethyl for Hypertriglyceridemia. N Engl J Med 2019;380:11-22.

11. Ference BA, et al. Association of Triglyceride-Lowering LPL Variants and LDL-C-Lowering LDLR Variants With Risk of Coronary Heart Disease. JAMA 2019;321:364-373.

12. Khan SU, et al. Effect of omega-3 fatty acids on cardiovascular outcomes: A systematic review and meta-analysis. EClinicalMedicine 2021;38:100997.

13. Budoff MJ, et al. Effect of icosapent ethyl on progression of coronary atherosclerosis in patients with elevated triglycerides on statin therapy: final results of the EVAPORATE trial. Eur Heart J 2020;41:3925-3932.

14. Virani SS, et al. 2021 ACC Expert Consensus Decision Pathway on the Management of ASCVD Risk Reduction in Patients With Persistent Hypertriglyceridemia: A Report of the American College of Cardiology Solution Set Oversight Committee. J Am Coll Cardiol 2021;78:960-993.

① 糖尿病治療 | **(5) 尿酸管理**

1. 犯人？ 傍観者？

　糖尿病性腎症は，慢性的な高血糖状態に起因した細胞・組織障害と腎血行動態異常の結果生じる腎疾患で，典型的な腎症は糸球体障害に起因した尿中アルブミンの増加に伴い尿細管障害が進行し，ネフロンの喪失とともに腎機能低下をきたす進行性腎疾患です[1]．そして，そのような古典的進展論に基づいて病期が規定されています（**表1**）．近年，糖尿病における腎障害にはアルブミン尿が陰性でありながらGFRが先行して低下する例が少なくないことが判明し，そのような病態を含めた糖尿病関連腎臓病（DKD）という概念が普及しています．糖尿病性腎症・DKDの進展抑制薬としての尿酸低下薬のエビデンス[2]を検証しましょう．

エビデンス

Serum Urate Lowering with Allopurinol and Kidney Function in Type 1 Diabetes[2]

表1 糖尿病性腎症病期分類 2023 と CKD 重症度分類との関係

アルブミン尿区分			A1	A2	A3
			正常アルブミン尿	微量アルブミン尿	顕性アルブミン尿
尿中アルブミン・クレアチニン比（mg/g）			30未満	30〜299	300以上
尿蛋白・クレアチニン比（g/g）					0.50以上
GFR区分（ml/分/1.73m²）	G1	≧90	正常アルブミン尿期（第1期）	微量アルブミン尿期（第2期）	顕性アルブミン尿期（第3期）
	G2	60〜89			
	G3a	45〜59			
	G3b	30〜44			
	G4	15〜29	GFR高度低下・末期腎不全期（第4期）		
	G5	<15			
	透析療法中あるいは腎移植後		腎代替療法期（第5期）		

（糖尿病性腎症合同委員会・糖尿病性腎症病期分類改訂ワーキンググループ．糖尿病性腎症病期分類2023の策定．日腎会誌2023；65：847-856[3]より作成）

エビデンス吟味

| Step1 | クリニカルクエスチョンの定式化 |

- **P（患者）**：**1型**糖尿病患者（欧米人）

  総数　530例（女性34%）

  平均年齢　51歳

  平均糖尿病罹患期間　35年間

  平均HbA1c　8.2%

  平均尿酸値　6.1mg/dL

  平均血圧　126/71mmHg

  平均GFR*　68.0mL/分/1.73m^2

  尿中アルブミン（中央値）　60mg/日**

  RAS阻害薬使用　90.0%

  *iohexol-based GFR　　**筆者が換算（原文の単位はμg/分）

- **I（介入）**：アロプリノール投与（100mg/日から開始し，GFRに応じて200-400mg/日にまで増量）
- **C（比較対照）**：プラセボ投与
- **O（アウトカム）**：GFR

| Step2 | 妥当性のチェック |

- デザイン：RCT
- 二重盲検化：あり
- 追跡期間：3年間およびその後wash-out期2カ月間
- 完遂率：実薬群77%／プラセボ群83%，服薬率：94%（中央値）
- 解析：ITT解析
- 検定多重性制御：二次エンドポイントについては検定多重性に対する制御なし
- 資金源：公的研究費

1. 犯人？ 傍観者？

| Step3 | 信頼性のチェック（表2）

・代用エンドポイント

介入期間中の平均尿酸値は実薬群で3.9mg/dLに低下した．プラセボ群では変化を認めなかった．

HbA1c，血圧，BMIは両群ともベースラインからの変化はなかった．

・一次エンドポイント（仮説検証）

最終時点での平均GFRの群間差は0.001（95% CI -1.9 to 1.9）mL/分/1.73m^{2}で統計学的有意差を認めなかった．

・二次エンドポイント（仮説提唱）

GFR低下速度は両群間で有意差を認めなかったが，尿中アルブミン量（平均値）は実薬群のほうが高値であった．

血清クレアチニン倍増への時間・末期腎臓病への進展時間・心血管疾患罹患は，発生イベント数が少なかったため結論づけられなかった．

サブグループ解析では，尿酸値≦6 vs >6mg/dL，GFR≦60 vs >60mL/分/1.73m^2，尿中アルブミン≦29 vs >29mg/日で異質性を認めなかった．

・重篤な有害事象の発生頻度は概ね同等であったが，実薬群のほうが致死的有害事象が多かった（10人 vs 4人）．

表2　主な結果[2]

	実薬群 263例	プラセボ群 267例	群間差 （95% CI）	P値
一次エンドポイント				
GFR（mL/分/1.73m^2）*	61.2 (58.1 to 64.2)	61.2 (58.1 to 64.2)	0.001 (−1.9 to 1.9)	0.99
二次エンドポイント				
年間GFR低下度 （mL/分/1.73m^2/年）	−3.0 (−3.7 to −2.3)	−2.5 (−3.1 to −1.8)	−0.6 (−1.5 to 0.4)	
尿中アルブミン（mg/日）	61.8 (35.6 to 107.1)	45.6 (28.1 to 74.3)	1.4倍 (1.0 to 1.8)	

*ベースライン値で調整後

（Doria A, et al. Serum Urate Lowering with Allopurinol and Kidney Function in Type 1 Diabetes. N Engl J Med 2020;382:2493-2503[2] より作成）

| 各論 | ① 糖尿病治療 | (5) 尿酸管理 |

Step4 | 臨床的意義の評価

　1型糖尿病における早期〜中期のDKDにはアロプリノールによるGFR低下抑制効果を認めなかった.

エビデンス解体

総評

　血清尿酸値とアルブミン尿やGFR低下の相関を示すデータは多数存在し，1型糖尿病でも報告されています．一方で，尿酸値低下介入によるDKDアウトカム改善を実証する質の高いエビデンスはほとんどありません．インスリン抵抗性が病態の根底にある2型糖尿病では，DKD発症・進展の予測因子としての尿酸値は多くの交絡因子を抱えているため，尿酸そのもののDKDへのインパクトを正確に評価するのは容易ではありません．一方，1型糖尿病では病態が異なるため比較的評価しやすいでしょう.

妥当性の鑑定

内的妥当性

　研究デザイン上はバイアスが低く，質が高いでしょう．腎アウトカムの定義は研究により多種多様ですが，本研究ではGFRのみが一次エンドポイントでした．尿中アルブミンを一次エンドポイントとした場合の結果にも臨床的に関心がありますが,尿中アルブミンは一般に「ソフトな」腎アウトカムとみなされます.

　本研究では尿中アルブミンは**二次**エンドポイントであり**検定多重性制御もしていない**（各論1-2-5コラム参照）ので，実薬群のほうが尿中アルブミンが増加した傾向はあくまで仮説**提唱**であり，「治療効果の推察に使用してはなりません」[2].

外的妥当性

　実臨床では2型糖尿病で中期以上のDKDと高尿酸血症を合併した症例が大多数なので，1型糖尿病・早期〜中期のDKD・尿酸値標準という点で，本研究には一般性・普遍性に限界があるでしょう.

1. 犯人？ 傍観者？

高尿酸血症は CKD・DKD の一要因？ 結果？ それとも傍観者？（表3）

尿酸は，RAS 活性化・酸化ストレス惹起・ミトコンドリア機能障害・血管内皮機能障害などの機序で腎障害をきたすことが想定されています．実際，尿酸値を低下させることで腎機能低下が抑制されることを**示唆**する小規模報告もあります．

ここで疫学データ解釈時の注意を喚起しましょう．原文[2]に記載されているように，**観察研究では因果関係を証明できません**．

確かに，高尿酸血症と GFR 低下・アルブミン尿進展との**関連・相関**は明白です．しかし**因果機序**は完全には究明されていません．また，前述のような**交絡因子**が多々残存しているため，尿酸は直接は腎機能に関与しない**第三者（innocent bystander）**かもしれません．

一方，尿酸代謝は腎排泄が主体なので腎機能低下に伴い血清尿酸値も上昇します．そのため，**因果の逆転**を見ている可能性もあります．

このようなピットフォールを打開する手法は**RCT のみ**です（もちろん RCT 実行不可能な事例もありますが）．本研究では対象者の血清尿酸値が標準範囲であったため尿酸低下による効果が検出できなかったのかもしれませんが，同時に発表された CKD 3～4期・平均尿酸値 8.2mg/dL の 620 人を対象とした RCT でも，アロプリノールによる尿酸低下介入はプラセボと比較して GFR の低下に有意差を認めませんでした[4]．また，そのサブグループ解析で，DKD 例においても効果を認めませんでした[4]．さらに，RCT のメタアナリシスでも尿酸低下による腎不全リスク低下効果を認めていません[5]．メンデルランダム化研究でも因果関係は否定的です[6]．

理論に振り回されず，現時点では，尿酸低下による腎アウトカム改善は実証されていないことを見直しましょう．

表3　観察研究（「リアルワールドデータ」）の限界

- リスクファクターはアウトカムを予測する因子のことで，病因であるとは限らない
- 相関性があっても因果関係にあるとは限らない
- RCT でのみ因果関係・介入効果を立証できる

① 糖尿病治療　(5) 尿酸管理

表4　高尿酸血症治療に関する推奨

- 腎障害を有する高尿酸血症の患者に対して，腎機能低下を抑制する目的に尿酸降下薬を用いることを条件つきで推奨する．[エビデンスの強さ B（中）]
- 高尿酸血症合併高血圧患者に対して，生命予後ならびに心血管病発症リスクの軽減を目的とした尿酸降下薬の使用は積極的には推奨できない．[エビデンスの強さ D（非常に弱い）]

（日本痛風・核酸代謝学会ガイドライン改訂委員会．高尿酸血症・痛風の治療ガイドライン第3版；2019年改訂[10]より作成）

フェブキソスタットの功罪

　高尿酸血症は，痛風だけでなく腎機能障害や心血管疾患や総死亡の**リスクファクター**です．では，薬物で尿酸値を降下させると，これらのリスクは確実に低下するのでしょうか．薬物によっては，死亡リスクが高まることが**示唆**されています[7-9]．日本人を対象とした RCT（**質は高くない**）では，腎障害リスクが低下することが**示唆**されましたが，心血管死・総死亡への影響は実証されませんでした．診療ガイドライン（表4）にも，**尿酸値降下による心血管疾患予防効果は質の高い RCT で実証されていないことが記載されています**[10]．高尿酸血症と心血管疾患は，**相関がありますが因果関係にあるとは限りません**．理論や観察研究に基づいた予測・期待と尿酸値降下介入結果は，必ずしも合致しません．**治療の対象は検査値ではありません**．誠意に基づく治療も，「情けが仇となる」こともあります．明日からの診療方針を見直しましょう．

※参考文献

1. 日本糖尿病学会. 糖尿病診療ガイドライン2019：南江堂；2019.
2. Doria A, et al. Serum Urate Lowering with Allopurinol and Kidney Function in Type 1 Diabetes. N Engl J Med 2020;382:2493-2503.
3. 糖尿病性腎症合同委員会・糖尿病性腎症病期分類改訂ワーキンググループ. 糖尿病性腎症病期分類2023の策定. 日腎会誌 2023：65：847-856.
4. Badve SV, et al. Effects of Allopurinol on the Progression of Chronic Kidney Disease. N Engl J Med 2020;382:2504-2513.
5. Chen Q, et al. Effect of Urate-Lowering Therapy on Cardiovascular and Kidney Outcomes: A Systematic Review and Meta-Analysis. Clin J Am Soc Nephrol 2020;15:1576-1586.
6. Jordan DM, et al. No causal effects of serum urate levels on the risk of chronic kidney disease: A Mendelian randomization study. PLoS Med 2019;16:e1002725.
7. White WB, et al. Cardiovascular Safety of Febuxostat or Allopurinol in Patients with Gout. N Engl J Med 2018;378:1200-1210.
8. トピロリック添付文書.
9. フェブリク添付文書.
10. 日本痛風・核酸代謝学会ガイドライン改訂委員会. 高尿酸血症・痛風の治療ガイドライン第3版. 2019年改訂.

② 糖尿病併存症 | **(1) がん**

1. 理論の限界?

　糖尿病は発がん・がん死のリスク増加と関連しています[1]（総論2-1参照）．高血糖ほどリスクが高いことを示した報告もありますが，一方で糖尿病治療介入による血糖コントロール状態とがんリスクに関しては質の高いエビデンスはまだありません[2]．今回のエビデンスは日本人対象の初の解析報告です．

エビデンス

Malignancy incidences by glycemic control among diabetic patients[3]

エビデンス吟味

Step1　クリニカルクエスチョンの定式化

・**P（患者）**：がん既往のない50歳以上の日本人糖尿病患者

　総数　2,729例（女性26%）

　平均年齢　62.6歳

　糖尿病平均罹患期間　7.6年

　糖尿病治療薬服用者　62%

・**I（条件）**：HbA1c＜5.4／6.5-7.4／7.5-8.5／＞8.5%（4群）

・**C（比較対照）**：HbA1c 5.5-6.4%

・**O（アウトカム）**：発がん（全種）

Step2　妥当性のチェック

・デザイン：後ろ向きコホート研究

・盲検化：なし

・追跡期間：1,443.5日（中央値）

・解析　縦断解析（HbA1c値を時間依存性変量とした混合効果モデル）

Step3 | 信頼性のチェック

・376例（13.8%）ががんを発症した．がん種の中では前立腺がん（23.4%），胃がん（18.1%），肺がん（10.6%）が多かった．
・血糖コントロール状態と発がんリスクには有意な関連はなかった（**表1**）.
・追跡開始後2年以内にがんに罹患した人を除外して解析（感度分析）しても有意な関連性はなかった．

Step4 | 臨床的意義の評価

日本人では，血糖コントロール状態と発がんリスクに有意な関連性はないことが示唆された．

エビデンス解体

総評

糖尿病ではがんリスクが増加することが解明されてきています[1]．高血糖ががんリスク増加の一因であることが想定されており，それを指示する観察研究もあります[4]．一方，「厳格な血糖コントロールによってがんリスクが減少するか？」というクリニカルクエスチョンは，まだ完全には究明されていません．欧米での介入研究のメタアナリシス[5]では，厳格な血糖コントロールによって発がん・がん死リスクはいずれも有意に低下しないことが示されていますが（**表2**），いずれの研究も RCT であるものの，発がん・がん死が**一次エンドポイントではなかったり，盲検化されていない研究も含まれていたりするため，質の高い臨床試験結果とは考えられません**．

表1 　発がんリスク（調整後）

HbA1c（%）（測定回数，%）	オッズ比（95% CI）
＜5.4（132，0.9%）	1.01（0.32 − 3.24）
5.5 − 6.4（4174，29.4%）	1
6.5 − 7.4（6488，45.8%）	0.90（0.70 − 1.16）
7.5 − 8.4（2364，16.7%）	0.92（0.66 − 1.30）
＞8.5（1021，7.2%）	1.10（0.70 − 1.73）

（Kobayashi D, et al. Malignancy incidences by glycemic control among diabetic patients. Endocr Connect 2018;7:1457-1463[3] より作成）

表2	海外の大規模 RCT のメタアナリシス（血糖コントロール厳格群 vs. 標準群）		
	リスク比	95% CI	I²
発がん（研究数3件）	0.91	0.79 − 1.05	0%
がん死（研究数4件）	1.00	0.81 − 1.24	0%

(Johnson JA, Bowker SL. Intensive glycaemic control and cancer risk in type 2 diabetes: a meta-analysis of major trials. Diabetologia 2011;54:25-31[5] より作成)

表3	日本からの他報によるがん死リスク	
	ハザード比	95% CI
HbA1c（1%ごと）	0.76	0.56 − 1.05
食後2時間血糖（18mg/dL ごと）	1.13	1.03 − 1.24

(Takao T, et al. Association between postprandial hyperglycemia at clinic visits and all-cause and cancer mortality in patients with type 2 diabetes: A long-term historical cohort study in Japan. Diabetes Res Clin Pract 2019;148:152-159[8] より作成)

　本研究は，海外の RCT メタアナリシス[5]や他のコホート研究[6,7]の結果と合致しています．後述するように，エビデンスの質は必ずしも高くはないものの，日本人糖尿病患者対象の初のデータとして臨床的意義があるでしょう．また，本研究発表後に日本から別の小規模コホート研究結果が発表され，がん死リスクについても HbA1c と有意な関連性がないことが示唆されています（**表3**）[8]．

　本研究の斬新な点は，HbA1c のベースライン値だけでなく，**経時的**な測定値も加味した**縦断**解析法で精確な分析をしたことです．経時的測定値を扱えるこの**一般化線形モデル**（generalized linear model）は医学的裏付けの強化に役立ち，臨床研究において今後一層普及していくでしょう[9]．

ピットフォール

　追跡期間が比較的短いこと，単施設健診受診者対象であり一般性（**外的妥当性**）に乏しい可能性があること，服用薬が不明であることが限界点です．糖尿病治療薬の中には，発がんリスクを増減させる薬物があるという仮説が提唱されています．ただ，本研究では薬物服用者は62%でしたので，この仮説が正しくてもその影響は大きくないかもしれません．また，**観察研究であるため，相関があっても必ずしも因果関係にあるとは限りません**（推薦図書参照）．「血糖

コントロールを良くしても発がんリスクは減らない」という短絡的な結論に走らないようにしましょう．さらに，**因果逆転**の可能性もあります．即ち，潜在がんがあったために血糖コントロールが左右される可能性です．この点に関しては，感度分析で追跡開始後2年間のがん発症者を除外しても結果が概ね変わらなかったので否定的でしょう．

　ではなぜ，がんのリスクファクターである高血糖のコントロールががんリスクに関連していないのでしょうか？　まだまだ究明されていませんが，高血糖そのものは実はがん罹患とは関係なく，2型糖尿病の根底にあるインスリン抵抗性が根源であり，高血糖は単なるその**マーカー**（第三者）に過ぎないのかもしれません．あるいは，平均血糖値よりも食後高血糖（**表3**）[8]や血糖変動幅のほうがインパクトが大きいのかもしれません．

結語

　今後，質の高い大規模研究での解明と再現性確認が切望されます．さらに，がんに関連した高血糖・糖尿病のリスクやその適切なコントロールについても，今後の重要な課題です．

［推薦図書］

スッキリわかる！臨床統計はじめの一歩 改訂版．能登洋．羊土社．2018年．

※参考文献
1. 糖尿病と癌に関する委員会．糖尿病と癌に関する委員会報告．糖尿病 2013：56：374-390.
2. Balmer FA, et al. Experimental and Calculated Spectra of π-Stacked Mild Charge-Transfer Complexes: Jet-Cooled Perylene·(Tetrachloroethene) n, n = 1,2. J Phys Chem A 2015;119:10462-10474.
3. Kobayashi D, et al. Malignancy incidences by glycemic control among diabetic patients. Endocr Connect 2018;7:1457-1463.
4. Yang X, et al. Associations of hyperglycemia and insulin usage with the risk of cancer in type 2 diabetes: the Hong Kong diabetes registry. Diabetes 2010;59:1254-1260.
5. Johnson JA, Bowker SL. Intensive glycaemic control and cancer risk in type 2 diabetes: a meta-analysis of major trials. Diabetologia 2011;54:25-31.
6. Jonasson JM, et al. HbA1C and cancer risk in patients with type 2 diabetes--a nationwide population-based prospective cohort study in Sweden. PLoS One 2012;7:e38784.
7. Onitilo AA, et al. Type 2 diabetes mellitus, glycemic control, and cancer risk. Eur J Cancer Prev 2014;23:134-140.
8. Takao T, et al. Association between postprandial hyperglycemia at clinic visits and all-cause and cancer mortality in patients with type 2 diabetes: A long-term historical cohort study in Japan. Diabetes Res Clin Pract 2019;148:152-159.
9. Casals M, et al. Methodological quality and reporting of generalized linear mixed models in clinical medicine (2000-2012): a systematic review. PLoS One 2014;9:e112653.

| ② 糖尿病併存症 | (1) がん |

2. 過剰な期待に注意！

2型糖尿病の第一選択薬として日本国内でも推奨されている[1,2]メトホルミン．血糖降下・糖尿病合併症予防の効果だけではなく，がん抑制作用も期待されています[3]．果たして，RCTでのその効果検証結果はどうでしょうか？

エビデンス

Effect of Metformin vs Placebo on Invasive Disease-Free Survival in Patients With Breast Cancer[4]

エビデンス吟味

Step1   クリニカルクエスチョンの定式化

・**P（患者）**：糖尿病のない高リスク非転移性乳がん術後患者

　総数　3,649例（女性99.8%）：ER/PgR＋2,533例

　平均年齢　52.4歳

　BMI（中央値）　27.4

・**I（介入）**：乳がん標準治療にメトホルミン1,700mg/日を補助療法として投与

・**C（比較対照）**：乳がん標準治療にプラセボを補助療法として投与

・**O（アウトカム）**

　一次エンドポイント：無浸潤疾患生存期間（**ER/PgR＋患者に限定**）

Step2   妥当性のチェック

・デザイン：RCT

・盲検化：あり

・追跡期間：96.2カ月（中央値）で**早期中止**（**ER/PgR－患者において無効性が早期判定されたため**），追跡率：99.9%

・服薬遵守率：実薬群64.3%，プラセボ群70.9%

2. 過剰な期待に注意!

- 解析：ITT 解析
- 検定多重性制御：二次エンドポイントは**未調整**
- COI：資金源は非営利機関・公的研究費．製薬企業が実薬とプラセボを無償寄贈

Step3 | 信頼性のチェック

- 一次エンドポイント（**ER/PgR ＋患者に限定**）

  無浸潤疾患生存者は 465 人で，イベント発生レートは実薬群 2.78/100 人年，プラセボ群 2.74/100 人年であった（ハザード比 1.01，95％ CI 0.84-1.21，P ＝ 0.93）.

- 二次エンドポイントなど

  死亡レートは実薬群 1.46/100 人年，プラセボ群 1.32/100 人年であった（ハザード比 1.10，95％ CI 0.86-1.41，P ＝ 0.47）.

  メトホルミンに関連したグレード 3 以上の有害事象は高血圧，月経不順，下痢であった.

  参考までに，ER/PgR －患者では，94.1 カ月（中央値）の追跡期間でイベント発生レートは実薬群 3.58/100 人年，プラセボ群 3.60/100 人年であった（ハザード比 1.01，95％ CI 0.79-1.30，P ＝ 0.92）.

Step4 | 臨床的意義の評価

糖尿病のない高リスク非転移性乳がん患者に対し，術後**補助療法**としてのメトホルミンの**無浸潤疾患生存期間**への効果は認めなかった.

エビデンス解体

総評

　2 型糖尿病では高血糖と高インスリン血症によってがんリスクが高まることが想定されています（総論 2-1 参照）[5].　インスリン抵抗性改善薬であるメトホルミンは両者を低下させることでがんリスクを低減することが示唆されていますが，それ以外にも主に AMPK-mTOR 系を調節することで**直接がんリスクを低下させる可能性**も基礎研究などで報告されています.

247

実際，糖尿病患者ではメトホルミン服用者は非服用者より発がん・がん死リスクが低いことがリアルワールドデータでかねてから示されています[3]．しかし，**リアルワールドデータは交絡因子が残存している可能性が高い**ため，割り引いて解釈する必要があります．また，**糖尿病がない人を対象**とした日本での二重盲検 RCT で，大腸ポリープ切除後の新規**ポリープ**発生が抑制されることが示されています[6]．さらに，膠芽腫（悪性脳腫瘍）に対するメトホルミンと抗がん剤の併用療法の有効性を評価する第Ⅱ相臨床試験も日本で開始されています．

このように，メトホルミンにはがん予防やがん進展抑制の効果が**期待**されてきており，化学療法への補助療法としての効果が，**糖尿病がない人を対象**とした RCT で検証されてきています．

糖尿病のない局所進行非小細胞肺がん患者を対象とした小規模 RCT では，メトホルミン併用は無増悪生存期間（PFS）が改善しなかった[7]どころか治療成功期間が悪化した[8]ことが報告されています．

そして今回，大規模 RCT においても，対象者は限定的ですがメトホルミンによる補助療法効果は実証されませんでした．**観察研究に基づく希望の限界が RCT で如実に示されました（因果関係や介入効果は RCT でのみ妥当に評価されます）**．

糖尿病患者では代謝病態が異なるため奏効するかもしれない，別のタイプや病期の乳がんには有効かもしれない，がん予防効果はあるかもしれない，など仮説は多く残りますが，やはり一縷の望みかもしれないので，現時点では**過剰期待は禁物**です．

結語

・予後が悪化したのではないため，乳がんを合併した2型糖尿病の治療方針[1]は変わりません[4]．

・特定の糖尿病治療薬ががんリスクに影響を及ぼすか否かについての現時点でのエビデンスは限定的であり，治療法の選択に関しては，添付文書などに示されている使用上の注意に従ったうえで，良好な血糖コントロールによるベネフィットを優先した治療が望ましい[5]でしょう．

2. 過剰な期待に注意!

※参考文献

1. 日本糖尿病・生活習慣病ヒューマンデータ学会. 糖尿病標準診療マニュアル 2024(一般診療所・クリニック向け). ★毎年4月に改訂. http://human-data.or.jp 2024年.
2. 日本糖尿病学会コンセンサスステートメント策定に関する委員会. 2型糖尿病の薬物療法のアルゴリズム(第2版). 糖尿病 2023：66：715-733.
3. Noto H, et al. Cancer risk in diabetic patients treated with metformin: a systematic review and meta-analysis. PLoS One 2012;7:e33411.
4. Goodwin PJ, et al. Effect of Metformin vs Placebo on Invasive Disease-Free Survival in Patients With Breast Cancer: The MA.32 Randomized Clinical Trial. JAMA 2022;327:1963-1973.
5. 糖尿病と癌に関する委員会. 糖尿病と癌に関する委員会報告. 糖尿病 2013：56：374-390.
6. Higurashi T, et al. Metformin for chemoprevention of metachronous colorectal adenoma or polyps in post-polypectomy patients without diabetes: a multicentre double-blind, placebo-controlled, randomised phase 3 trial. Lancet Oncol 2016;17:475-483.
7. Skinner H, et al. Addition of Metformin to Concurrent Chemoradiation in Patients With Locally Advanced Non-Small Cell Lung Cancer: The NRG-LU001 Phase 2 Randomized Clinical Trial. JAMA Oncol 2021;7:1324-1332.
8. Tsakiridis T, et al. Metformin in Combination With Chemoradiotherapy in Locally Advanced Non-Small Cell Lung Cancer: The OCOG-ALMERA Randomized Clinical Trial. JAMA Oncol 2021;7:1333-1341.

② 糖尿病併存症　(1) がん

3. 因果逆転？

　糖尿病は発がん・がん死リスクの上昇と関連していることが判明しています．また，糖尿病患者はがんの糖尿病を有していない患者よりもがんの予後が悪いことも報告されています．逆にがんによってその後の糖尿病発症リスクが増加することも知られていますが長期的大規模データはほとんどありませんでした．ではこの最新エビデンスを紐解いてみましょう．

エビデンス

　Incidence of Diabetes After Cancer Development: A Korean National Cohort Study[1]

エビデンス吟味

Step1　クリニカルクエスチョンの定式化

・**P（患者）**：糖尿病とがんの既往の**ない**韓国人

　総数　494,189例（女性50%）

　平均年齢　48歳

・**I（条件）**：発がん後

・**C（比較対照）**：発がんなし

・**O（アウトカム）**：糖尿病

Step2　妥当性のチェック

・デザイン：保険データベースを基にした後ろ向きコホート研究

・追跡期間：7.0年（中央値）

・解析法：比例ハザードモデル（年齢，性別，発がん前の糖尿病リスクファクター，代謝ファクター，併発疾患で調整）

・その他のバイアス制御：発見バイアス（surveillance bias）排除のためにがん発症から31日以内に糖尿病と診断されたケースは除外

3. 因果逆転?

Step3 | 信頼性のチェック

・15,130人が発がんした. そのなかで834人が後に糖尿病を発症した.

・発がんしなかった人の中では25,766人が糖尿病を発症した.

・がんに関連した糖尿病発症リスクは有意に高く, 発がん後2年間が最高であった (**表1**).

・臓器別がんでは膵臓がん後の糖尿病リスクが特に高値であった (**表1**).

Step4 | 臨床的意義の評価

がん患者では長期にわたり糖尿病のリスクが有意に増加することが判明した. がん患者に対しては治癒後であっても糖尿病のリスクファクター管理と定期的なスクリーニングをしていくことが重要であろう.

エビデンス解体

総評

糖尿病はがんのリスク増加と関連しており (総論2-1参照), 日本の疫学調査によると全がん・肝臓がん・膵臓がん・大腸がんのリスクが有意に高まることが判明しています[2,3]. 一方, がんで血糖値が上昇することも知られていました

表1 各がんに伴う糖尿病リスク

先行がん種	ハザード比	95% CI
全がん (一次エンドポイント)	1.35	1.26 − 1.45
膵臓がん	5.15	3.32 − 7.99
腎臓がん	2.06	1.34 − 3.16
肝臓がん	1.95	1.50 − 2.54
胆嚢がん	1.79	1.08 − 2.98
肺がん	1.74	1.34 − 2.24
血液腫瘍	1.61	1.07 − 2.43
乳がん	1.60	1.27 − 2.01
胃がん	1.35	1.16 − 1.58
甲状腺がん	1.33	1.12 − 1.59

(Hwangbo Y, et al. Incidence of Diabetes After Cancer Development: A Korean National Cohort Study. JAMA Oncol 2018;4:1099-1105[1] より作成)

が，長期間でのリスク変化は不明でした．膵臓がん後の糖尿病リスクの著明な増加は十分予測されていましたが，他臓器がんであっても血糖モニタリングを継続することが重要であることが示唆されました．下記の限界はあるものの，大規模研究での解明は臨床的意義が大きいでしょう．

がんで糖尿病リスクが増加する機序としては，がん細胞が産出するサイトカインによるインスリン抵抗性，化学療法やステロイドの副作用，サルコペニアによるインスリン抵抗性，ストレス関連性などが想定されています．

妥当性の鑑定

この研究の限界として，がん治療に伴う短期的な副作用・後遺症や頻回の検査による発見バイアスの影響は最小化されているものの，長期的な治療内容や検査頻度が不明であるためがんリスクの増加度は過大評価されている可能性があります．がん発症2年間で特にリスクが増加しているのは，その影響の可能性があります．また，がんの病期が不明であるため，「長期大規模リアルワールドエビデンス」とはいえども結果の一般性・普遍性は乏しいかもしれません．

この研究に続き，デンマークからも同様の研究[4]が発表され再現性が確認されました．やはり膵臓がん後の糖尿病リスクが最大で，ハザード比は5.00（95% CI 3.62-6.90）でほぼ同等でした．また，がん罹患後2年生存したがんサバイバー（28,308万人）のうち，糖尿病罹患者の全死亡リスクは糖尿病非罹患者と比較して有意に高値でした（ハザード比1.21，95% CI 1.04-1.41）．

結語

糖尿病とがんに関しては，このように相互関連性があることが究明されてきています．今後，がんによる高血糖の機序のさらなる解明やがん患者での血糖コントロール目標値・治療法の確立が進展することが切望されます．

※参考文献

1. Hwangbo Y, et al. Incidence of Diabetes After Cancer Development: A Korean National Cohort Study. JAMA Oncol 2018;4:1099-1105.
2. 糖尿病と癌に関する委員会．糖尿病と癌に関する委員会報告．糖尿病 2013：56：374-390.
3. Noto H, et al. Substantially increased risk of cancer in patients with diabetes mellitus: a systematic review and meta-analysis of epidemiologic evidence in Japan. J Diabetes Complications 2010;24:345-353.
4. Sylow L, et al. Incidence of New-Onset Type 2 Diabetes After Cancer: A Danish Cohort Study. Diabetes Care 2022;45:e105-e106.

② 糖尿病併存症　│　(2) 認知症

1. 認知機能障害との格闘!?

　認知症・認知機能障害（以下，認知機能障害として総括）は，高齢2型糖尿病患者における併存症・老年症候群・multimorbidity の一つとして重視されています[1-3]（総論2-1参照）．認知機能障害を的確に評価し，それに応じた糖尿病治療を施すことが必要ですが，現時点では有効な認知機能障害の治療法は確立していません．

　太極拳（tai chi chuan）は数百年以上前に誕生した中国武術で，近年ではその簡易版が健康法としても中国で一般に普及しています．簡易太極拳による高齢2型糖尿病患者の認知機能への影響を鑑定してみましょう．

エビデンス

　Effects of Tai Chi Chuan on Cognitive Function in Adults 60 Years or Older With Type 2 Diabetes and Mild Cognitive Impairment in China: A Randomized Clinical Trial[4]

エビデンス吟味

Step1　クリニカルクエスチョンの定式化

・**P（患者）**：軽度認知障害（MCI）を併発している中国内4都市における60歳以上の2型糖尿病患者

　　総数　328例（女性51%）

　　平均年齢　67.6歳

　　平均HbA1c　7.0%

・**I（介入）**：簡化24式太極拳（1セッション60分，指導下に週3日，24週間：太極拳群*）

・**C（比較対照）**：フィットネスウオーキング（同上：ウォーキング群*）または運動介入なし（対照群*）

・O（アウトカム）：総合的認知機能**

*各群とも4週ごとに30分ずつ糖尿病自己管理教育を受講（24週間）．

**モントリオール認知機能検査（MoCA）を使用．MoCAは視空間・遂行機能，命名，記憶，注意力，復唱，語想起，抽象概念，遅延再生，見当識からなり，MCIをスクリーニングする検査．MoCAは25点以下がMCIであり，感度80〜100％，特異度50〜87％である．MoCAはMMSEよりも糖尿病患者の認知機能障害を見いだすことができる[5]．

Step2 | 妥当性のチェック

- デザイン：RCT
- 盲検化：なし
- 追跡期間：36週，完遂率：86.0％
- 参加遵守率（24週時点）：太極拳群88.8％，ウオーキング群90.0％
- 解析：ITT解析
- 検定多重性制御：なし
- COI：なし

Step3 | 信頼性のチェック

- 一次エンドポイント（**表1**）

  各群ともMoCAスコアは向上した．

  太極拳群のMoCAスコアは，他の2群よりも有意に向上した．

- 二次エンドポイント（仮説探求目的）[4]

  HbA1cに著明な変化はなく，統計学的に有意な群間差も認めなかった（データ略）．

- 有害事象

  総37件の非重篤有害事象が報告されたがいずれも介入内容とは無関係で，統計学的に有意な頻度群間差も認めなかった（**表1**）．

Step4 | 臨床的意義の評価

簡易太極拳はウオーキングよりも，高齢2型糖尿病患者の認知機能改善に有用な可能性がある．

1. 認知機能障害との格闘⁉

表1	アウトカム

	太極拳群	ウオーキング群	対照群
一次エンドポイント 平均 MoCA スコア（SD）			
ベースライン	21.38（2.77）	21.52（2.57）	21.34（2.85）
36週後	24.67（2.72）	23.84（3.17）	22.77（3.29）
	群間変化差　0.84（95% CI:0.02 − 1.66）		
有害事象（%）			
低血糖	0.9	1.8	
転倒	4.7	9.1	13.5

(Chen Y, et al. Effects of Tai Chi Chuan on Cognitive Function in Adults 60 Years or Older With Type 2 Diabetes and Mild Cognitive Impairment in China: A Randomized Clinical Trial. JAMA Netw Open 2023;6:e237004[4] より作成)

エビデンス解体

総評

　一般に，糖尿病における運動の効果として，代謝改善・減量のほかに筋萎縮・骨粗鬆症の予防や QOL を高める効果や認知機能向上の効果も**期待**されています[3,6]．高齢者糖尿病での治療に際しては，運動療法（**図1**）のうち，バランス能力を向上させるバランス運動が，**生活機能の維持・向上に有用であるとされています**[3]．

　これまで多くのメタアナリシスによって，**表2**に示す太極拳の効果が示されています．糖尿病における認知機能の変化を評価した本研究は，斬新かつタイムリーなものであったと言えるでしょう．

　太極拳は常に記憶と学習を要する，**心身運動**です．約6分の簡化24式太極拳の運動量は，約4メッツの**有酸素運動**（例えば15分間の速歩や NHK ラジオ体操第2)に相当します．さらに**レジスタンス運動**や**バランス運動**の側面も有しており，**図1**に挙げた3種の運動を全て網羅します．**高次脳機能と身体的機能**の両者を同時に鍛えられることが，認知機能改善につながると想定されています．実際，太極拳の認知機能への影響の機序は脳神経学的にも究明されてきていますし[4]，臨床的効果を示唆するエビデンスもあります[7]．

図1 運動療法の種類

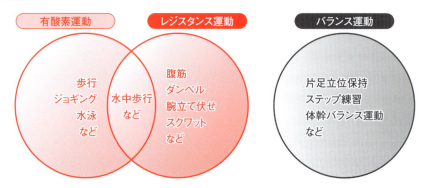

（日本糖尿病学会編. 糖尿病治療ガイド2022-2023：文光堂；2022[3]. p55図12より作成）

表2 簡易太極拳のベネフィット

- 認知症・認知障害改善
- 転倒リスク低下
- サルコペニア・フレイル者の身体能力向上
- うつ病改善
- 脳卒中後のバランス能力やADLの改善
- 睡眠の質向上
- 減量
- 心不全症状改善
- 2型糖尿病での空腹時血糖低下・HbA1c低下・中性脂肪低下・HDL-C上昇

（Chen Y, et al. Effects of Tai Chi Chuan on Cognitive Function in Adults 60 Years or Older With Type 2 Diabetes and Mild Cognitive Impairment in China: A Randomized Clinical Trial. JAMA Netw Open 2023;6:e237004[4]より作成）

1. 認知機能障害との格闘!?

妥当性の鑑定

　本研究は多施設で行われ，アドヒアランスは高くドロップアウトは稀少であったため，**先行研究より妥当性が高い**印象です．**安全で効果的**な研究結果であり他の効果（**表2**）も期待できますが，以下の**内的妥当性**と**外的妥当性**，および**実用性の限界**に留意して解釈する必要があります．

・盲検化されていない（盲検化は技術的に不可能ですが）ため，**情報バイアス**などが入り込んでいる可能性があります．

・示されたのは**指導下**での**短期間**の効果・安全性なので，長期に単独で行う場合のアウトカムは不明です．

・MoCA における各領域スコアの変化については記載されていません．

・本研究の対象者は，認知障害が**軽度**で血糖コントロールは**良好**でした．認知症の人は24式すべてを覚えるのが困難かもしれませんし，血糖コントロールが不良な場合や多くの合併症を有している場合は転倒リスクが高まるなどして，逆にリスク因子となる可能性も持ち合わせています．

・簡易太極拳が広まっている中国での研究です．普及度が低くインストラクターが少ない**日本では，実現が容易ではないでしょう**．自宅で YouTube を活用する方法もありますが，**高齢認知機能障害者にはハードルが高い**かもしれません．

※参考文献
1. 日本糖尿病学会・日本老年医学会．高齢者糖尿病診療ガイド2021：文光堂；2021.
2. 日本老年医学会・日本糖尿病学会．高齢者糖尿病診療ガイドライン2023：南江堂；2023.
3. 日本糖尿病学会．糖尿病治療ガイド2022-2023：文光堂；2022.
4. Chen Y, et al. Effects of Tai Chi Chuan on Cognitive Function in Adults 60 Years or Older With Type 2 Diabetes and Mild Cognitive Impairment in China: A Randomized Clinical Trial. JAMA Netw Open 2023;6:e237004.
5. 日本老年医学会．認知機能の評価法と認知症の診断．https://wwwjpn-geriat-socorjp/tool/tool_02html（アクセス日2023/9/3）.
6. Kanaley JA, et al. Exercise/Physical Activity in Individuals with Type 2 Diabetes: A Consensus Statement from the American College of Sports Medicine. Med Sci Sports Exerc 2022;54:353-368.
7. Li F, et al. Clinical Effectiveness of Cognitively Enhanced Tai Ji Quan Training on Global Cognition and Dual-Task Performance During Walking in Older Adults With Mild Cognitive Impairment or Self-Reported Memory Concerns : A Randomized Controlled Trial. Ann Intern Med 2023;176:1498-1507.

② 糖尿病併存症 | (3) 骨折

1. たかが骨折，されど骨折？

　一般に，脆弱性骨折（特に大腿骨近位部や椎体骨折）後には総死亡リスクが増加します．また，糖尿病では骨粗鬆症・骨折リスクが高まります．糖尿病の総死亡リスク増加には，骨折が一部関与しているかもしれません．一方で，骨折予防・治療介入によって総死亡リスクは低下するでしょうか？　日本から発表されたデータを吟味してみましょう．

エビデンス

Impact of hip fracture on all-cause mortality in Japanese patients with type 2 diabetes mellitus: The Fukuoka Diabetes Registry[1]

エビデンス吟味

Step1 | クリニカルクエスチョンの定式化

・**P（患者）**：日本人2型糖尿病患者（The Fukuoka Diabetes Registry の一部）

　総数　4,923例（女性43％）

　平均年齢　65歳

　平均 HbA1c　7.4％

・**I（条件）**：大腿骨近位部骨折（hip fracture）既往あり　110例

・**C（比較対照）**：大腿骨近位部骨折既往なし

・**O（アウトカム）**：総死亡

Step2 | 妥当性のチェック

・デザイン：コホート研究

・盲検化：なし

・追跡期間：5.3年（中央値），追跡率：99.5％

・解析法：ロジスティック回帰（多変数調整）

Step3 信頼性のチェック（表1，表2）

・ベースラインの特性

　症例群のほうが高齢，女性優位，糖尿病罹患期間長期，BMI 低値，非飲酒者

表1　主な患者特性と結果

	対照群 4,813例	大腿骨近位部骨折群 110例	調整オッズ比 （95% CI）	P 値
ベースライン特性				
平均年齢（歳）	65	71		＜0.001
男性（%）	57	45		＜0.01
平均糖尿病罹患期間（年）	16	19		＜0.001
平均 BMI	23.8	22.2		＜0.001
喫煙者（%）	19	14		有意差なし
飲酒者（%）	40	20		＜0.001
平均 HbA1c（%）	7.43	7.49		有意差なし
平均収縮期血圧（mmHg）	131	128		有意差なし
平均拡張期血圧（mmHg）	75	71		＜0.01
インスリン使用者（%）	29	42		＜0.01
一次エンドポイント				
総死亡（例）	289	20	2.67 （1.54 − 4.41）	

（Komorita Y, et al. Impact of hip fracture on all-cause mortality in Japanese patients with type 2 diabetes mellitus: The Fukuoka Diabetes Registry. J Diabetes Investig 2020;11:62-69[1] より作成）

表2　主な死因

	第1位	第2位	第3位
大腿骨近位部骨折群	感染症 （40.0%）	がん （25.0%）	心血管疾患 （15.0%）
全体	がん （36.9%）	心血管疾患 （24.6%）	感染症 （19.1%）
（参考）日本糖尿病学会調査2011〜2020年	がん （38.9%）	感染症 （17.0%）	心血管疾患 （10.9%）

（Komorita Y, et al. Impact of hip fracture on all-cause mortality in Japanese patients with type 2 diabetes mellitus: The Fukuoka Diabetes Registry. J Diabetes Investig 2020;11:62-69[1]，中村二郎，ほか．―糖尿病の死因に関する委員会報告―アンケート調査による日本人糖尿病の死因―2011〜2020年の10年間，68,555名での検討―．糖尿病 2024；67：106-128[2] より作成）

優位，拡張期低値，インスリン使用者優位であった．

・一次エンドポイント

症例群のほうが統計学的に有意に総死亡の相対リスクが高値であった（オッズ比2.67）．

・二次エンドポイント

大腿骨近位部骨折後の総死亡の主因は感染症であり，対照群よりもその割合は有意に高かった（P = 0.03）．

| Step4 | 臨床的意義の評価 |

日本人2型糖尿病患者では，大腿骨近位部骨折後に死亡リスクが有意に増加し，その主因は感染症であることが**示唆**された．

エビデンス解体

臨床的価値

全般的に，糖尿病では総死亡リスクが高まります．糖尿病で増加する骨折は総死亡リスク上昇にどう影響するでしょうか．

日本人対象の限定的なデータ[9]や海外の大規模スタディ[10]によると，椎体骨折の既往は2型糖尿病において総死亡の有意なリスクファクターです．今回のエビデンスは，日本人での大腿骨近位部骨折後の総死亡リスク評価だけでなく，死因も解析している点で臨床的意義・医学的裏付けが大きい印象です．

医学的吟味

一般に，大腿骨近位部骨折後は総死亡リスクが増加します．過去のメタアナリシスにより，そのリスクは骨折後3カ月以内に6倍前後に跳ね上がることが判明しています[3]．また，近年のデンマークの国民レジストリデータの解析では，骨折後1年以内にリスクが数十％増加し，その後も10年間にわたってリスク増加が続くことが判明しました（死因第1位は循環器系疾患，第2位はがん）[4]．一方，ビスホスホネート投与により骨折リスクは低下するものの，骨折後の総死亡リスクは低下しないことが示されています[5]．

糖尿病では骨質が劣化するために，骨粗鬆症・骨折リスクが増加することが

1. たかが骨折，されど骨折？

表3 糖尿病で骨質が劣化する想定機序

- 骨代謝回転の低下
- 終末糖化産物（AGEs）架橋の増加によるコラーゲン強度の低下
- 骨微細構造の異常（海綿骨スコアの低下）
- 皮質骨多孔性の増加

（日本糖尿病学会．糖尿病診療ガイドライン2024：南江堂：2024[8] より作成）

近年，着目されています（日本人男性についても報告があります[6]）．その想定機序を**表3**に示します．さらに，低血糖・網膜症・神経障害・起立性低血圧なども骨折のリスクを高めるでしょう．2型糖尿病では，血糖コントロール状態と骨粗鬆症・骨折リスクの関連性についてはまだ一定の見解は得られていません[7,8]．現時点の糖尿病治療薬の中で明確に骨折リスクを高めるのは，チアゾリジン薬だけです[8]．

妥当性の鑑定

コホート観察研究なので，ランダム化や盲検化は不可能です．追跡率の点では，かなり高値で妥当性が高いでしょう．対象者の特性は，骨折の一般的なリスクファクターに概ね合致しています．BMIが低値であったことから，栄養不良・サルコペニアの存在が推測され，これらのファクターが骨折や感染症のリスク増加と**関連**していた可能性があります．台湾からの報告でも，骨折後の感染症リスクは2型糖尿病によって有意に増加することが示されています[11]．チアゾリジン薬の使用状況や低血糖リスクについては不詳です．

限界点

観察研究に付き物ではありますが，**未知・未測定の交絡因子が残存している可能性**がありますので**割り引いて解釈する必要**があります．また，骨折の既往は**自己申告**であるため，誤診の余地も少なからずあるでしょう．本研究は病院を基盤としたデータベースを使用しているため結果の一般性に関しても限界があるかもしれません．参考までに，日本糖尿病学会の調査（2011 ～ 2020）結果[2]も表に記載しました（この調査の妥当性に関しては，総論2-1コラム参照）．

結語

　日本人糖尿病患者でも，大腿骨近位部骨折は総死亡リスク増加と関連していることが示唆されました．大腿骨近位部骨折の予防や治療が糖尿病患者の生命予後改善につながるかどうかは，今後の課題です．

※参考文献

1. Komorita Y, et al. Impact of hip fracture on all-cause mortality in Japanese patients with type 2 diabetes mellitus: The Fukuoka Diabetes Registry. J Diabetes Investig 2020;11:62-69.

2. 中村二郎，ほか．―糖尿病の死因に関する委員会報告―アンケート調査による日本人糖尿病の死因―2011～2020年の10年間，68,555名での検討―．糖尿病 2024：67：106-128.

3. Haentjens P, et al. Meta-analysis: excess mortality after hip fracture among older women and men. Ann Intern Med 2010;152:380-390.

4. Tran T, et al. Persistence of Excess Mortality Following Individual Nonhip Fractures: A Relative Survival Analysis. J Clin Endocrinol Metab 2018;103:3205-3214.

5. Cummings SR, et al. Association Between Drug Treatments for Patients With Osteoporosis and Overall Mortality Rates: A Meta-analysis. JAMA Intern Med 2019;179:1491-1500.

6. Iki M, et al. Hyperglycemic status is associated with an elevated risk of osteoporotic fracture in community-dwelling elderly Japanese men: The Fujiwara-kyo osteoporosis risk in men (FORMEN) cohort study. Bone 2019;121:100-106.

7. Vavanikunnel J, et al. Association Between Glycemic Control and Risk of Fracture in Diabetic Patients: A Nested Case-Control Study. J Clin Endocrinol Metab 2019;104:1645-1654.

8. 日本糖尿病学会．糖尿病診療ガイドライン2024：南江堂；2024.

9. Miyake H, et al. Association of Bone Mineral Density, Bone Turnover Markers, and Vertebral Fractures with All-Cause Mortality in Type 2 Diabetes Mellitus. Calcif Tissue Int 2018;102:1-13.

10. Koromani F, et al. Vertebral Fractures in Individuals With Type 2 Diabetes: More Than Skeletal Complications Alone. Diabetes Care 2020;43:137-144.

11. Liao CC, et al. Increased risk of fracture and postfracture adverse events in patients with diabetes: two nationwide population-based retrospective cohort studies. Diabetes Care 2014;37:2246-2252.

出典一覧

総　論

1-3　EBM のワナ

→第37回　EBM 商法にご注意

2021年3月5日掲載　https://www.m3.com/clinical/news/887187

→第63回　メディカルライターにより作成された論文の特徴

2023年3月16日掲載　https://www.m3.com/clinical/news/1124822

→第66回　「我田引水」注意報

2023年8月9日掲載　https://www.m3.com/clinical/news/1157432

2-2　糖尿病治療薬の特徴・使い方

→号外　『糖尿病標準診療マニュアル2024（第20版）』速報　～ここが変わった！～

2024年4月7日掲載　https://www.m3.com/clinical/news/1202348

各　論

1.　糖尿病治療

（1）統合的管理目標値

1-1-1　朝三暮四に注意

→第4回　糖尿病治療の都市伝説を鑑定！　血糖・血圧・脂質に対する統合的多因子介入

2018年6月6日掲載　https://www.m3.com/clinical/news/607109

1-1-2　骨折り損のくたびれ儲け？

→第34回　「メタボ健診」の失墜⁉～リアルワールドデータの擬似 RCT 化分析～（2020/12/2訂正）

2020年12月2日掲載　https://www.m3.com/clinical/news/849126

（2）血糖管理

1-2-1　継続は力なり？

→第5回　糖尿病治療の都市伝説を鑑定！　糖質制限食

2018年7月4日掲載　https://www.m3.com/clinical/news/613065

1-2-2　因果律？

→第31回　糖尿病と歯周病の因果関係

2020年9月2日掲載　https://www.m3.com/clinical/news/817545

1-2-3　十把一絡げ？

→第30回　メタアナリシスの落とし穴

2020年8月5日掲載　https://www.m3.com/clinical/news/806592

1-2-4　理論 vs 現実

→第1回　糖尿病治療の都市伝説を鑑定！　ビグアナイド薬

2018年3月5日掲載　https://www.m3.com/clinical/news/589046

1-2-5　新旧薬の相克？

→第23回　最終評決⁉　DPP-4阻害薬とSU薬の相剋

2020年1月8日掲載　https://www.m3.com/clinical/news/719835

1-2-6　大山鳴動して鼠一匹

→第14回　DPP-4阻害薬による心血管疾患抑制効果:大山鳴動して鼠「四匹」

2019年4月3日掲載　https://www.m3.com/clinical/news/668428

1-2-7　親の欲目に注意！

→第39回　新たな糖尿病治療薬のエビデンス:"親の欲目"に注意！

2021年5月12日掲載　https://www.m3.com/clinical/news/912834

1-2-8　玉石混交
→第2回　糖尿病治療の都市伝説を鑑定！　SGLT2阻害薬
2018年4月4日掲載　https://www.m3.com/clinical/news/595163

1-2-9　看板に偽りあり？
→第16回　SGLT2阻害薬による腎保護作用：看板に偽りあり？
2019年6月5日掲載　https://www.m3.com/clinical/news/679548

1-2-10　おとり商法に注意！
→第10回　SGLT2阻害薬による心血管リスク抑制効果：3剤目はネガティブスタディ（2018/12/10訂正）
2018年12月5日掲載　https://www.m3.com/clinical/news/645644

1-2-11　ソフトなエンドポイントの罠
→第22回　ソフトエンドポイントの罠―SGLT2阻害薬による心不全増悪抑制への影響
2019年12月4日掲載　https://www.m3.com/clinical/news/714479

1-2-12　追試結果はいかに？
→第33回　SGLT2阻害薬による腎・心保護作用追試結果はいかに？
2020年11月4日掲載　https://www.m3.com/clinical/news/837775

1-2-13　エビデンスに使われないための護身術
→第74回　日本人糖尿病患者でのSGLT2阻害薬のベネフィット―エビデンスに使われないための"護身術"
2024年5月20日掲載　https://www.m3.com/clinical/news/1209557

1-2-14 一石二鳥のエビデンス？

→第32回 一石二鳥のエビデンス？ SGLT2阻害薬による心腎保護効果の
検証

2020年10月7日掲載 https://www.m3.com/clinical/news/828260

1-2-15 過剰期待は禁物

→第44回 SGLT2阻害薬の快進撃‼

2021年10月6日掲載 https://www.m3.com/clinical/news/970205

1-2-16 "不純物"混入に注意

→第45回 「腎アウトカム」とは何ぞや⁉

2021年11月3日掲載 https://www.m3.com/clinical/news/980297

1-2-17 臨床試験は臨床「試合」⁉

→第51回 臨床試験は臨床「試合」⁉

2022年5月14日掲載 https://www.m3.com/clinical/news/1042395

1-2-18 高齢者糖尿病でのトレードオフ？

→第72回 日本人高齢者糖尿病でのSGLT2阻害薬トレードオフ？

2024年3月15日掲載 https://www.m3.com/clinical/news/1198189

1-2-19 新薬同士の相克？

→第37回 EBM商法にご注意

2021年3月5日掲載 https://www.m3.com/clinical/news/887187

1-2-20 あばたもえくぼ

→第71回 GLP-1受容体作動薬は「日本人の糖尿病病態」にも有効か？

2024年2月14日掲載 https://www.m3.com/clinical/news/1192324

1-2-21　後出しジャンケン！

→第3回　糖尿病治療の都市伝説を鑑定！　GLP-1アナログ

2018年5月2日掲載　https://www.m3.com/clinical/news/600014

1-2-22　ゆるゆるの判定基準

→第18回　経口GLP-1アナログ製剤のエビデンス登場：ゆるゆるの判定基準

2019年8月7日掲載　https://www.m3.com/clinical/news/692164

1-2-23　二次エンドポイントはオマケ

→第17回　GLP-1アナログ製剤のエビデンス再到来

2019年7月3日掲載　https://www.m3.com/clinical/news/685661

1-2-24　半信半疑

→第43回　糖尿病性腎臓病治療薬の効果はいかに？（その3）

2021年9月1日掲載　https://www.m3.com/clinical/news/959740

1-2-25　幻の製剤

→第9回　幻のGLP-1アナログ製剤

2018年11月7日掲載　https://www.m3.com/clinical/news/639624

1-2-26　ゴーストライター・パンデミック？

→第59回　ゴーストライター・パンデミック⁉

2022年11月2日掲載　https://www.m3.com/clinical/news/1090977

1-2-27　似非エビデンスにご用心

→第67回後半　雨後の竹の子！　糖尿病・肥満新治療薬エビデンスを一挙に紹介

2023年9月10日掲載　https://www.m3.com/clinical/news/1163197

1-2-28　過ぎたるは猶及ばざるが如し

→第40回　脳梗塞急性期の至適血糖コントロール値

2021年6月2日掲載　https://www.m3.com/clinical/news/922744

1-2-29　バーチャル総対決!?

→第6回　持効型インスリン総対決!?

2018年8月8日掲載　https://www.m3.com/clinical/news/620971

1-2-30　雨後の筍!

→第67回前半　雨後の竹の子!　糖尿病・肥満新治療薬エビデンスを一挙に紹介

2023年9月10日掲載　https://www.m3.com/clinical/news/1163197

（3）血圧管理

1-3-1　血圧計のワナ

→第69回　自動血圧計のワナ

2023年12月22日掲載　https://www.m3.com/clinical/news/1183072

1-3-2　病は気から？

→第48回　「新しい生活様式」で血圧はどう変動していくか？

2022年2月2日掲載　https://www.m3.com/clinical/news/1009621

1-3-3　美辞麗句に注意！

→第42回　糖尿病性腎臓病治療薬の効果はいかに？（その2）

2021年8月4日掲載　https://www.m3.com/clinical/news/948469

（4）脂質管理

1-4-1　大規模研究≒小規模効果

→第8回　糖尿病での最適な脂質管理は？

2018年10月17日掲載　https://www.m3.com/clinical/news/635243

1-4-2　リアルワールドデータの限界

→第11回　脂質異常症治療薬と糖尿病網膜症リスク：リアルワールドデータの限界

2019年1月9日掲載　https://www.m3.com/clinical/news/651630

1-4-3　「残余リスク」に残された夢はあるか？

→第15回　「残余リスク」に残された夢はあるのだろうか

2019年5月8日掲載　https://www.m3.com/clinical/news/674040

（5）尿酸管理

1-5-1　犯人？傍観者？

→第41回　糖尿病性腎臓病治療薬の効果はいかに？（その1）

2021年7月7日掲載　https://www.m3.com/clinical/news/937440

2．糖尿病併存症

（1）がん

2-1-1　理論の限界？

→第13回　血糖コントロール状態と発癌リスク：日本初の糖尿病患者データ解析

2019年3月6日掲載　https://www.m3.com/clinical/news/663321

2-1-2　過剰な期待に注意

→第53回　メトホルミンの夢と現実―過剰な期待にご注意！

2022年7月6日掲載　https://www.m3.com/clinical/news/1057252

2-1-3　因果逆転？

→第7回　癌と糖尿病

2018年9月12日掲載　https://www.m3.com/clinical/news/626916

（2）認知症

2-2-1　認知機能障害との格闘？

→第68回　太極拳を活用した認知機能障害との闘い

2023年10月6日掲載　https://www.m3.com/clinical/news/1168192

（3）骨折

2-3-1　たかが骨折，されど骨折？

→第26回　糖尿病患者の骨折後アウトカム

2020年4月1日掲載　https://www.m3.com/clinical/news/746732

コラム

「准」エビデンス（「エビデンスもどき」）・「似非」エビデンス

→第62回　「準」エビデンスの功罪：生兵法は大怪我のもと

2023年2月1日掲載　https://www.m3.com/clinical/news/1113916

Minds／AGREE II

→第70回　米国糖尿病学会2024年版診療ガイドライン速報（2024/1/25修正）

2024年1月23日掲載　https://www.m3.com/clinical/news/1188164

糖尿病症例の死因／妊娠糖尿病の予後

→第29回　糖尿病に伴う死亡リスク

2020年7月1日掲載　https://www.m3.com/clinical/news/792338

→第73回　妊娠糖尿病後の長期アウトカム

2024年4月24日掲載　https://www.m3.com/clinical/news/1205360

階層的検定1

→第23回　最終評決⁉　DPP-4阻害薬とSU薬の相剋

2020年1月8日掲載　https://www.m3.com/clinical/news/719835

逐次棄却多重検定

→第14回　DPP-4阻害薬による心血管疾患抑制効果：大山鳴動して鼠「四匹」

2019年4月3日掲載　https://www.m3.com/clinical/news/668428

観察研究（疫学調査・リアルワールドエビデンス）

→第11回　脂質異常症治療薬と糖尿病網膜症リスク：リアルワールドデータの限界

2019年1月9日掲載　https://www.m3.com/clinical/news/651630

階層的検定2

→第10回　SGLT2阻害薬による心血管リスク抑制効果：3剤目はネガティブスタディ（2018/12/10訂正）

2018年12月5日掲載　https://www.m3.com/clinical/news/645644

階層的検定3

→第43回　糖尿病性腎臓病治療薬の効果はいかに？（その3）

2021年9月1日掲載　https://www.m3.com/clinical/news/959740

平均への回帰

→第19回　高血圧治療に降圧薬は不要⁉

2019年9月4日掲載　https://www.m3.com/clinical/news/697562

二次性高血圧の誤診

→第65回　若年性高血圧は全例で原因精査すべき⁉

2023年5月31日掲載　https://www.m3.com/clinical/news/1142467

エゼチミブの効用

→第25回　EWTOPIA 75—まだまだ程遠い"理想郷"

2020年3月4日掲載　https://www.m3.com/clinical/news/732571

ノセボ効果

→第36回　ノセボ効果の功罪

2021年2月3日掲載　https://www.m3.com/clinical/news/875148

n-of-1試験

→第36回　ノセボ効果の功罪

2021年2月3日掲載　https://www.m3.com/clinical/news/875148

船頭多くして船山に上る!?

→第60回　「善玉」HDL-Cの限界：過ぎたるは猶及ばざるが如し!?

2022年12月7日掲載　https://www.m3.com/clinical/news/1100071

魚油サプリは fishy？

→第49回　魚油サプリは fishy？

2022年3月2日掲載　https://www.m3.com/clinical/news/1021115

フェブキソスタットの功罪

→第28回　フェブキソスタットの功罪

2020年6月3日掲載　https://www.m3.com/clinical/news/781416

→第46回　痛風治療薬の真相～情けが仇となる!?～

2021年12月1日掲載　https://www.m3.com/clinical/news/988377

索 引

欧文

AGREE II	17, 138
α-グルコシダーゼ阻害薬	55
COI（利益相反）	13
DPP-4 阻害薬	28, 55, 62, 68
EBM（Evidence-Based Medicine）	2
EPA 製剤	232
EPA／DHA 製剤	232
GLP-1 受容体作動薬	
	55, 140, 145, 151, 156,
	161, 166, 173, 176, 182
GRADE	14, 141
HFmrEF	121
HFpEF	121
HFrEF	121
J-DOIT3	30
LDL-C	220
Minds	16
n-3 脂肪酸	229
PICO	7
PROBE 法	12
SGLT2 阻害薬	
	28, 55, 78, 83, 88, 94, 99, 105,
	110, 123, 128, 134, 140
SU 薬	55, 59, 62

日本語

あ

後付け解析・事後解析	
（post-hoc analysis）	12, 33
アロプリノール	236
一次エンドポイント	12
イメグリミン	74
因果	45, 53, 227, 228, 231, 239, 244
インスリン	55, 188, 192, 197
エサキセレノン	215
エゼチミブ	223
エビデンス	2
エビデンスレベル	8
エンパグリフロジン	
110, 116, 121, 123, 125, 129, 134	

か

回帰	53
階層的検定	66, 92, 171
学会発表	6
カナグリフロジン	78, 83, 125
カロリー制限食	42
がん	242, 246, 250
寄与率	51
クリニカルクエスチョン	7
グリメピリド	62
血圧	201, 208
検定	8

交絡バイアス	44
誤信	151
誤診	212
骨折	258
骨粗鬆症	258

さ

サンプルサイズ	91
残余リスク	232
脂質	225
歯周病	48
システマティックレビュー	14
死亡	23, 258
死亡リスク	54
若年性高血圧	212
縦断解析法	244
出版バイアス	180
主要評価項目	12
情報バイアス	11, 51, 109, 148, 191
勝率比	128
信頼性	8
診療ガイドライン	4, 14, 137
診療マニュアル	15
スクリーニング検査	39
絶対リスク	10
セマグルチド	146, 151, 156
選択バイアス	191
相関	45, 53, 228, 231, 239, 244
相対リスク	10, 128
測定バイアス	204

「ソフトな」エンドポイント	
	98, 113, 119

た

太極拳	253
代用エンドポイント	8, 13
多重検定	66, 109
妥当性	7
ダパグリフロジン	
	88, 94, 99, 106, 121, 125
チルゼパチド	146, 176
低炭水化物食	42
デュラグルチド	161, 176
糖質制限食	42
糖尿病性ケトアシドーシス	87, 89
糖尿病治療目標値	22
糖尿病治療薬の特徴	27
糖尿病標準診療マニュアル	25
特定健診・特定保健指導	36

な

二次エンドポイント	12
二次性高血圧	212
ニュース（プレス）リリース	148
ニュースリリース	6, 184
尿酸	235
妊娠糖尿病	23
認知症	253
ネットワーク・メタアナリシス	56
ノセボ効果	223

は

バイアス	7
バランス運動	255
パンデミック	211
ピオグリタゾン	65
批判的吟味	7
ヒューマン・ファクター	4
非劣性マージン	71
フィネレノン	217
フェブキソスタット	240
副次評価項目	12
プレスリリース	6
プロペンシティスコア・マッチング	
	81
平均寿命	23
平均への回帰	205

ま

ミネラルコルチコイド受容体ブロッカー	214
メタアナリシス	14
メタボリックシンドローム	40
メトホルミン	28, 54, 59, 246

や

有酸素運動	255

ら

リアルワールドエビデンス	81
リアルワールドデータ	239
利益相反（COI）	17
リナグリプチン	62, 68
リラグルチド	153
レジスタンス運動	255
レパグリニド	55

著者プロフィール

能登 洋 (のと ひろし)

聖路加国際病院内分泌代謝科部長，東京科学大学（東京医科歯科大学）医学部臨床教授，聖路加国際大
　学臨床教授
略歴：東京大学医学部医学科 1993 年卒．日米で内科研修．帰国後は国立国際医療研究センター糖尿病
　内分泌代謝科を経て 2014 年から聖路加国際病院内分泌代謝科部長．
主な資格認定：医学博士，日本内分泌学会専門医・指導医，日本糖尿病学会専門医・学術評議員，日本
　内科学会総合内科専門医・指導医，日本糖尿病・ヒューマンデータ学会理事，米国医師免許，米国内
　科専門医，米国内分泌代謝糖尿病専門医，米国内科学会上席会員（FACP）
専門：糖尿病，内分泌代謝，統計学
主な著書・論文：
　Hiroshi Noto. Dawn of a new era of diabeto-oncology. J Diabetes Investig. 2020; 11; 755-756
　Hiroshi Noto, et al. A Cluster-randomized Trial to Improve the Quality of Diabetes Management:
　　The Study for the Efficacy Assessment of the Standard Diabetes Manual（SEAS-DM）. J Diabetes
　　Investig 2016; 7: 539-543
　医科歯科相互連携でもっとうまくいく！糖尿病・歯周病診療（編著）. 金芳堂. 2024 年
　レジデントのための内分泌代謝教室〈米国専門医に教わる全 13 章〉. 日本医事新報社. 2021 年
　スッキリわかる！臨床統計はじめの一歩. 羊土社. 2018 年

スペシャリストの視点で斬る 糖尿病治療薬のエビデンス

2024 年 12 月 5 日　第 1 版第 1 刷　Ⓒ

著者 ……………………　能登 洋　NOTO, Hiroshi
発行者 …………………　宇山閑文
発行所 …………………　株式会社金芳堂
　　　　　　　　　　　　〒 606-8425 京都市左京区鹿ケ谷西寺ノ前町 34 番地
　　　　　　　　　　　　振替　01030-1-15605
　　　　　　　　　　　　電話　075-751-1111（代）
　　　　　　　　　　　　https://www.kinpodo-pub.co.jp/
組版 ……………………　株式会社データボックス
印刷・製本 ……………　モリモト印刷株式会社

落丁・乱丁本は直接小社へお送りください．お取替え致します．

Printed in Japan
ISBN978-4-7653-2016-0

JCOPY ＜（社）出版者著作権管理機構 委託出版物＞

本書の無断複写は著作権法上での例外を除き禁じられています．複写される
場合は，そのつど事前に，（社）出版者著作権管理機構（電話 03-5244-5088，
FAX 03-5244-5089，e-mail: info@jcopy.or.jp）の許諾を得てください．

●本書のコピー，スキャン，デジタル化等の無断複製は著作権法上での例外
を除き禁じられています．本書を代行業者等の第三者に依頼してスキャンや
デジタル化することは，たとえ個人や家庭内の利用でも著作権法違反です．